日本精神科名醫

一個月，從癌症生還

〈肺がん生還〉精神科医が自力でがんを消し去った渡部式食事と「不安」消滅トレーニング

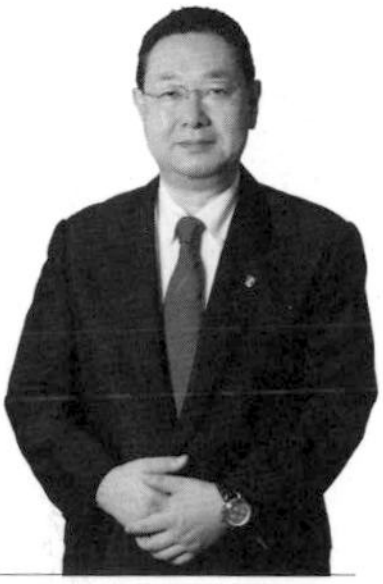

渡部芳德——著
葉廷昭——譯

目錄

不斷嘗試，推導出「渡部式飲食」

「控管焦慮」能避免癌症惡化

● 直徑三公分的腫瘤消失了！

第2章

多方嘗試，自創「渡部式飲食」抗癌法

● 渡部式飲食：第一階段

● 渡部式飲食：第二階段

第3章 學習與「焦慮」共處，是成功抗癌的關鍵

只花一個月，癌症就消失了！

胸部電腦斷層掃瞄與正子電腦斷層掃瞄圖像

before

2014 年 12 月 12 日

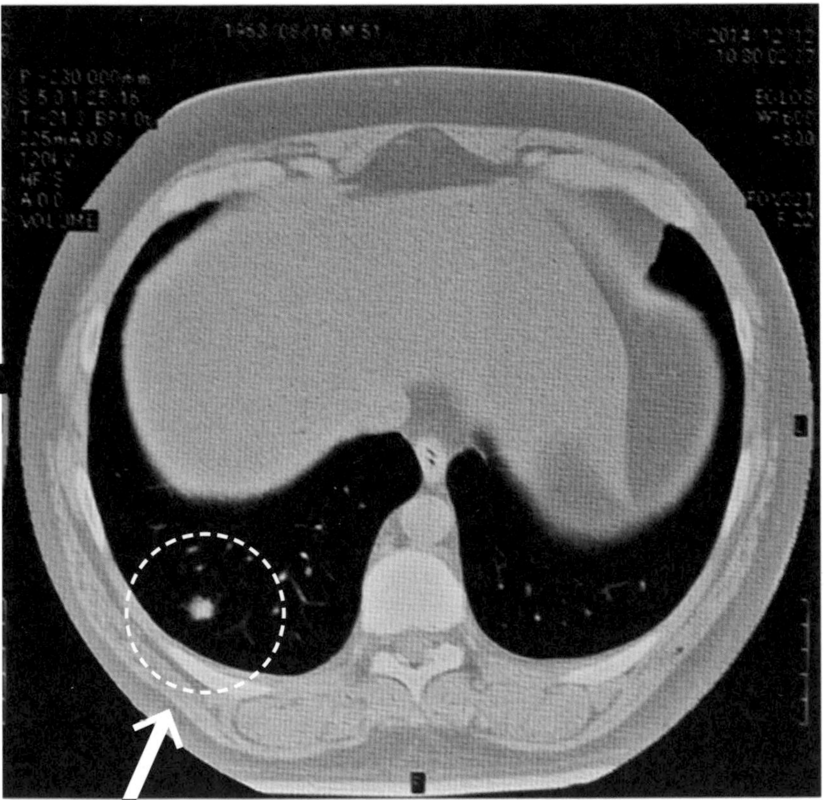

發現直徑 3 公分的陰影！

直徑約 3 公分，周圍有類似蟹足的不規則放射狀陰影，全長約 5 公分。當時為東京女子醫科大學教授的永井厚志醫師說：「這百分之百是肺癌。」

自力救濟，
擊敗癌症！

2015 年 1 月 16 日

after

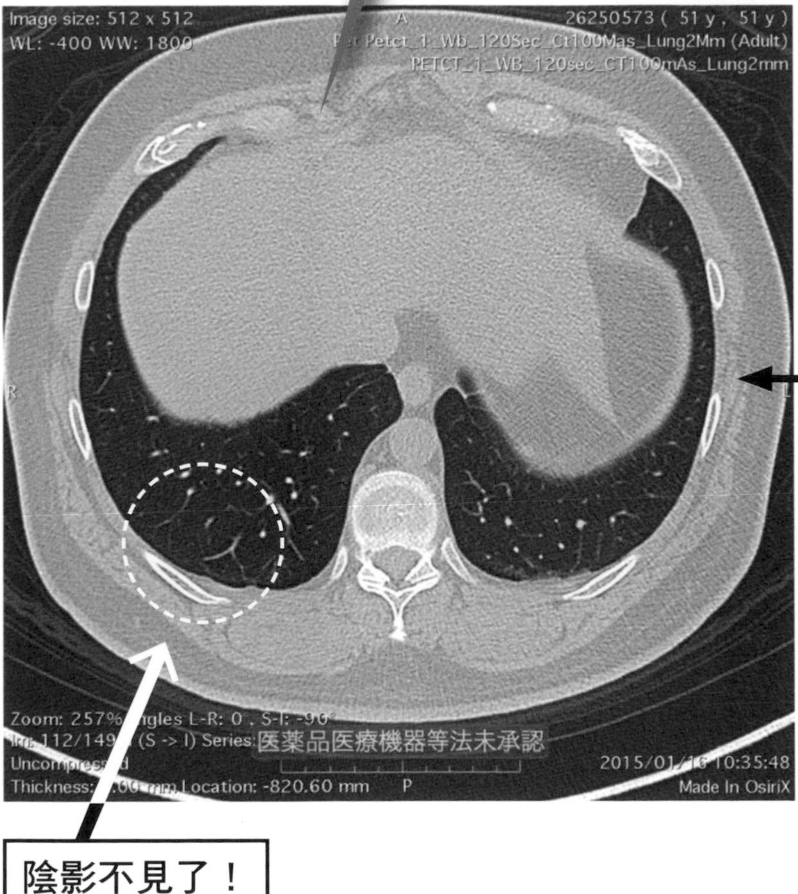

一個月後

陰影不見了！

一個月後又做一次掃瞄，陰影完全消失不見了。
一年後再做一次胸部電腦斷層掃瞄，也沒有發現陰影。

—前言—
給所有害怕癌症的人

請各位看前兩頁的圖像，兩張都是我的肺部掃瞄結果。右邊是二〇一四年十二月拍攝的胸部電腦斷層掃瞄，左邊則是二〇一五年一月拍攝的正子電腦斷層掃瞄圖像。

在我接受健康檢查後，院方拿右邊的那一張圖像給我看，我一看就知道當中有陰影，而且是「癌症」的陰影。本體直徑三公分，加上放射狀的陰影部位約五公分，我發現自己罹患肺癌了。

我身上沒有任何症狀，擔任精神科醫生的這二十多年來，我也沒生過什麼重大疾病。每個禮拜往返於東京和福島縣白河市的診所看診，這種精力充沛的生活也行之有年了。

健康如我，竟然也罹患「肺癌」了，我開始思考未來該怎麼辦……。左邊的圖像，就是我尋思解決方案的成果。請各位仔細看看，陰影消失了；沒錯，我只花一個月就成功消滅癌症了！

只要用對方法，一定可以抗癌成功

這本書正是記錄我發現癌症後，如何下定決心對抗癌症，以及如何成功擊敗癌症的過程。我實踐的抗癌方法，是基於我長年行醫所推敲出來的假設，也是我反覆嘗試才構思出來的原創法則；左邊的圖像證明了我的方法效果卓絕。

本書所介紹的癌症對抗法，對我來說都是很有效的方法。而每一種方法，多半著重在精神層面，使用的細節也是配合我個人體質而有所調整。也就是說，即便各位實踐書中的方法，可能也不見得會跟我有一樣的效果，大家必須依照大原則適當調整成符合自身體質的方法，來對抗癌症才行。然而，我相信各位一定能透過我的方法，找出一套適合自己的抗癌法則。

我希望這本書能幫助那些抗癌患者和親屬，帶給他們一些抗癌的啟示與勇氣。如果這本書能幫助所有抗癌鬥士，我也算得償所願了。

二〇一六年十月

渡部芳德

第 1 章

如何在一個月內，消滅三公分的腫瘤？

因為健康檢查發現肺癌

每半年一次的健康檢查，發現肺部異常

「您的肺部有陰影，還需要進行更詳盡的檢查；但幾乎可以斷定是肺癌了。」大約在兩年前，我接受每半年一次的健康檢查時，醫師對我說出了這段話。

當時我的體重九十二公斤，完全處於代謝症候群的狀態。所幸一直沒有罹患重病，每天也過得精力充沛；我自認某種程度上，還算健康。

話雖如此，我的身體數值也有一些值得留意的地方：例如，糖化血色素高達六・二%，肝臟機能也不大好，所以我加入會員制的「皇家健康管理機構」，每年六月和十二月都會接受健康檢查。

我參加的健康管理機構，秉持著「預防，是最佳治療」的理念，透過檢查來達到早期發現和早期治療的效果。其中健康檢查的項目，包含腫瘤標示檢查、胸部X光檢查、腹部超音波檢查等，有不少專門用來檢查癌症的項目。不過，胸部電腦斷層掃瞄會接觸到大量的放射線，故一年只檢查一次。

有一次我工作繁忙推掉了檢查，直到一年半後才接受胸部電腦斷層掃瞄，結果，就發現肺部有陰影。

轉換心情，收集各種抗癌資料

我沒有任何症狀，半年前的其他健康檢查項目也沒有發現異常。當我知道自己罹患肺癌，衝擊可說是難以言喻。電腦斷層掃瞄的圖像上，清楚顯示有個直徑約三公分的影子，周圍還有類似蟹足的不規則放射狀陰影，全部將近五公分。

「再來還得經過正子電腦斷層掃瞄和癌症醫師的判斷，才能確定是不是真的癌症，請您三天後再過來一趟。檢查後大概就要住院和動手術了，您要有心理準備。」

我抱著難以置信的心情離開，回到自己的診所裡。我身邊的同事說，當時我回到診所的臉色非常難看，看起來跟平常不太一樣。

現在回想起來，我是陷入了輕微的憂鬱症狀吧！儘管我沒有自覺就是了。

事實上，**某項調查報告指出，得知自己罹患癌症的病人，有兩成到四成經歷過憂鬱狀態。這也代表得知自己罹患癌症，是很大的衝擊**。

可是我好歹是精神科醫生，況且我本來就是勇往直前的樂天性格。

於是，我把這次的經驗，視為瞭解癌症患者心情的難得機會：我打算積極研究癌症，因此隨後立刻採取行動。

首先，我在網路和書本上收集各種的癌症相關資訊。坊間有許多五花八門的癌症資訊，當中也不乏可疑和錯誤的觀念。總之，我盡可能收集各式各樣的相關資訊。

同時，我也聯絡時任東京女子醫科大學教授的永井厚志醫師。永井醫師是日本呼吸器官治療的權威，也是研究肺癌的專家。我請永井醫師會診，確認自己是否真的罹患癌症。順便我也想請教一下，自己未來到底該如何是好。

永井醫師是位工作很忙碌的人，幸好聽完我的解釋以後，他願意安排兩天後跟我碰面。

肺癌權威，也斷定我罹患癌症

在接受正子掃瞄的前一天，我帶著胸部電腦斷層掃瞄的圖像拜會永井醫師。這位肺癌專家鐵口直斷，認定我罹患的是肺癌無誤。不待明天接受檢查，我的疾病已然確診了。

「馬上住院動手術吧！很快就會治好的，別擔心。」永井醫師對我說。

肺癌有一種名為「胸腔鏡手術」的方法，可以在一次的手術中，並行診斷和治療；也就是在手術中切除癌症組織，進行病理檢查後下達診斷。一旦電腦斷層掃瞄檢查出有罹患肺癌的可能，就會採用這種檢查方式。永井醫師也很推薦胸腔鏡檢查。

然而，我拒絕了對方的提議，其實這幾天以來，我已經決定好要如何面對癌症和對抗癌症了。

「我知道您會建議我住院動手術，但我想先嘗試一下自己的方法，萬一不行的話再來動手術，到時候就麻煩您了。」

我向永井醫師清楚表明自己的意向。

決定在一個月內消滅癌症

健康檢查的三天後，我依照約定再次前往健康管理機構。院方告訴我，如果正子電腦斷層掃瞄的結果是陽性，就要馬上辦理住院和手術的相關手續。換言之，那不是確診癌症的檢查，而是住院前的檢查。

我把這三天來的想法告訴院方，希望正子掃瞄也延後一個月實施。

「我也是診所的經營者，在住院之前也得先做好準備，因此我沒辦法立刻住院。請給我一個月的時間，一個月後我再來接受正子掃瞄。」

對方一開始不太同意我的請求，最後還是勉強接受了，於是，我獲得了一個月的時間。

這時候，我決意要在一個月內消滅癌症，我相信自己絕對辦得到。

我跟癌症的戰鬥也拉開了序幕。

為什麼我會罹患癌症？

手術和藥物是最後手段

確定罹患肺癌後，我收集了各式各樣的資料，得到的第一個結論是：手術和藥物是最後萬不得已的手段。

話雖如此，我並不是否定手術或藥物，對這兩樣東西也沒有痛苦的經歷。事實上，我的父親曾罹患舌癌，也多虧手術和藥物才得以康復。我的患者之中，也有不少人接受過抗癌藥物的治療。

不過，**只要我沒找出自己罹患癌症的原因，「不擺脫容易罹患癌症的體質」，癌症便很有可能再次復發**。況且手術和抗癌藥物，一定會對身體造成極大的負擔。接受治療的次數越多，體力消耗就越嚴重，到頭來反而會縮短壽命。

與其這樣，不如思考自己為何會罹患癌症，盡可能多方嘗試其他治療方法。

免疫力下降是罹癌主因

為什麼我會罹患癌症呢？

我第一個先思考的是，我的免疫力怎麼會下降？

其實，任何健康人體內都有癌細胞，癌細胞每天都會產生。只是，癌細胞沒有惡化成腫瘤就不會引發癌症。為什麼健康的人體內就算有癌細胞，也不用擔心生病呢？因為我們有「免疫系統」。

免疫系統會監視癌細胞，一找到癌細胞就發動圍剿攻擊，抑制癌細胞的增生。然而，癌細胞也不會坐以待斃，它們會一直想方設法弱化免疫系統。換言之，免疫系統強大時癌細胞無法增生，不會有罹患癌症的風險；反之，若免疫系統的功能因故下降，癌細胞的力量就會超越免疫系統的抑制力，人體便再也無法抑制癌細胞增生了。

缺乏免疫力是無法打敗癌症的；那麼我的免疫力是從何時開始下降？下降的原因又是什麼呢？

幾經思考後，我發現在於不健康的生活，尤其是錯誤的飲食習慣。

從學生時代起，飲食習慣就不健康

現在回想起來，我在就讀醫學院的時候飲食生活就很不健康了。

升上大學後我開始獨居，每天都跟三五好友一起去吃飯。那時，正值成長期，食欲也特別旺盛。我們吃的多半是分量十足的料理，例如肉類或油炸食品等；那種毫不忌口的生活持續了好一段時間。

印象中，我幾乎沒有自己煮過飯，直到成為實習醫師也依然故我。

此外，當上正式醫師以後，我每天都要交際應酬。各位也許無法想像，我剛進大醫院服務的時候，製藥公司的業務員招待醫師，是司空見慣的家常便飯，幾乎天天上演。

舉凡有名的壽司店、烤肉店、乃至各式各樣的名店，所有菜鳥醫師無緣踏入的餐飲店，我幾乎天天光顧，而且不是只有我一個人這樣，我的十幾個同事也都被帶去吃飯。據說，當年每一位藥廠業務，一個月就有將近一千萬日圓的招待經費，相當驚人！

我覺得吃人嘴軟也不好，就漸漸婉拒邀約了。後來我多半是跟朋友一起吃飯，但我已經非常清楚哪裡有美味的名店了，胃口也被越養越大。如今，回顧過去的生活，我和朋友的飯局也十分豪華奢侈。

忙碌的醫師多為美食家，那也算是時代的風氣所致，而我也是受到時代影響的其中一人。

其實好幾個月前，免疫力就變差了

當上醫師的這二十多年來，享用美食是我的興趣，我也確實過著毫不忌口的奢侈生活。我的體重高達九十二公斤，完全就是一個代謝症候群的胖子；只是我還以為自己很健康，因為我工作非常有活力，也沒有生過重大疾病。

那麼，為何我會在那個時間點發病？為何免疫力會突然下降？

對此，**我自己也稍有頭緒，答案就是過度的「壓力」**。

我發現自己罹患癌症是前年十二月的事情，那一年的九月我在韓國發表演說。演說這件事本身沒有什麼壓力，我在日本各地也舉行過幾十次演說了。不過，當時是我頭一次到海外演說，整場四十分鐘的演說都必須用韓文。

我本來不會說韓文，因此我從好幾個月前就開始努力學習，訓練韓文的發音。我還自己準備了五十多張韓文的投影簡報。

學習韓文的辛苦程度不下於考生，當然，期間其他的事物諸如看診和演講，我也不敢怠慢。有時，一天最多要看百來位病號，看完又要繼續學習韓文。

所幸，我事前有做好充足準備，演說結果相當成功；雖然我的韓文演說夾雜著專業的醫學術語，所幸當地的聽眾也都很清楚我的演說內容。

演說結束後，這份難能可貴的體驗帶給我極大的成就感和滿足感。不料，就在我慶幸演說順利結束的十月，我突然罹患顏面神經麻痺了。

原因顯然是那場韓國演說；那次演說的疲勞和壓力遠超出我的預期，再加上我工作繁忙又有代謝症候群，我絲毫沒發現自己免疫力下降了。

除此之外，還有一件事可能也是免疫力下降所造成的：那就是食物中毒。

那一年的五月，我跟診所的同事一起去吃飯，只有我一個人食物中毒。原因到現在也還不清楚，大家都吃同樣的東西，我並沒有吃什麼特別的菜色，結果只有我食物中毒；以前從來沒有這種事情發生。

我上吐下瀉的情形很嚴重，住院治療了一個禮拜左右。由於事出突然，我也很抱歉給自己的患者添了麻煩。

癌細胞在短短幾個月內變大

食物中毒是在該年五月，顏面神經麻痺則是十月，發現癌症是十二月，這段期間也不過短短的幾個月而已。我在六月接受健康檢查沒有發現異常。換言之，癌細胞就這樣一不小心在短短的數個月內，突然變大了。

順帶一提，我有一位好友是非營利組織的代表，他被捲入該組織某件麻煩事情之中而疲於奔命，最後積勞成疾引發癌症。

然而，他也是每年固定接受健康檢查的人。

由此可見，**在壓力過大的情況下，癌症便有可能在短時間內迅速變大**。壓力造成免疫力下降後，癌細胞會以超乎想像的速度增生。

不斷嘗試，推導出「渡部式飲食」

認識葛森療法

想要重拾對抗癌症的免疫力，當務之急，我必須改掉以前不良的生活習慣，重新審視自己的飲食生活。

在查閱各種資訊之後，我發現了某種飲食療法：那就是葛森醫師在一九五八年間，於美國提倡的「葛森療法」。

葛森療法是一種嚴格的食療方法，排除一切有可能助長癌症的食物，以提高身體的自癒能力來治療疾病。跟長壽飲食法（Macrobiotic，又稱含穀類飲食法）一樣，在美國都是家喻戶曉的癌症預防和治療方法。

在今村光一先生翻譯了馬克斯・葛森（Max Gerson）撰寫的《癌症飲食療法

全書》（日本德間書店出版）（*A Cancer Therapy: Results of Fifty Cases and the Cure of Advanced Cancer by Diet Therapy*，繁中版為《成功！葛森醫師癌症療法》）後，葛森療法才開始在日本廣為人知。當然，我以前也聽過葛森療法，直到這次深入瞭解，才發現當中的規則和嚴謹程度令人吃驚。

我就引用今村光一先生創立的自健會網頁內容，來說明葛森療法是怎樣的飲食法及其基本原則。

●葛森療法的六大基本原則

一、無鹽飲食

❶鹽、醬油、醬汁、味噌等含有鹽分（氯化鈉）的食材，都要極力避免。

❷使用無鹽醬油（氯化鉀）、檸檬、醋、大蒜、草本植物、蜂蜜、黑糖等天然食材調味。

※剛開始的幾個月到之後的兩年間，要徹底實行。

二、限制油脂和動物性蛋白質

❶飲食療法初期，要去除亞麻仁油以外的油脂類（動物性和植物性油脂）、肉類、海鮮類、乳製品、雞蛋等動物性蛋白質。

❷蛋白質要盡量攝取雜穀類、蔬菜、水果的植物性蛋白質，或小麥蛋白質（麩質）等。動物性蛋白質只能攝取小牛的新鮮肝臟。

❸最好食用全麥麵粉製成的手工麵包；全麥麵粉的原料需採用國產的有機小麥（市售麵包不可食用）。

❹根據幾個月的食用情形判斷，可適時食用白肉魚、小魚（魩仔魚、小公魚）、柴魚片。

三、大量攝取種類繁多的蔬果汁

❶飲用紅蘿蔔、國產檸檬、蘋果、當季青菜製成的果菜汁。一次兩百二十

六公克，一天喝四到十三次。

❷用馬鈴薯或當季蔬菜長時間低溫加熱，以蔬菜本身的水分熬出希波克拉底湯，一天飲用兩次。

❸盡量食用以自然農法（無農藥、有機栽培）耕種的蔬菜，一天吃四到六公斤。

❹盡量生吃新鮮蔬菜，攝取充分的酵素。

四、按照個人體力和飲食量，實施咖啡灌腸法（詳細做法請見三十八頁），一天實施數次可提升肝臟機能和免疫力。

五、酒精、咖啡因、香煙、精製砂糖、人工食品添加物（色素、防腐劑）皆不可食用。

六、以薯類、未精製的麥類（燕麥片）、糙米、胚芽米、全麥麵粉等碳水化合物，外加豆類、新鮮蔬果（國產）、乾果為主要飲食。

如何？是不是被一大堆規則嚇到了呢？

其實這種嚴謹和規則繁多，正是葛森療法的一大特徵。

若要遵照上面的要求，那麼使用細白砂糖（精製過的砂糖）製成的巧克力、糖果、冰淇淋、甜點等零嘴；精製麵粉製成的麵包、法式麵包、蛋糕；含有咖啡因的咖啡、紅茶、日本茶，都不得食用。此外，罐頭、保存食品、冷凍食品、加工食品因為有人工添加物，也不得食用。至於動物蛋白質，只可吃新鮮的小牛肝，其餘如雞蛋、牛奶、起司、奶油等各種食物也都不能享用。

難以執行的「完美」葛森療法

雖然葛森療法確實有抗癌功效，但仔細想想不難發現，這是難以確實執行的「完美」治療方法。

舉例來說，葛森博士認為蔬菜才是真正的抗癌藥物。不過，一天要喝十三次果菜汁，總計兩千到三千毫升的分量，根本是難以達成的目標。

請各位思考一下，大家常說一天最好喝兩千毫升以上的水。事實上，普通人很難達到這樣的飲水量。就連喝下如此大量的水都有困難了，更何況是兩千到三千毫升的果菜汁呢？光是想像就快受不了了吧？

再者，一天要榨十三次新鮮蔬果汁，就等於你一天都只顧著榨蔬果汁就好。製作這麼多的蔬果汁至少一天要花上四到六公斤的蔬菜。準備四到六公斤的蔬菜也是一大麻煩，且還必須是無農藥的有機蔬果，花費的金錢想必也不容小覷。

由此可見，不論從哪個角度思考，這都是難以獨力實行的飲食療法。因為你必須在每天忙碌工作之餘抽出時間購買新鮮蔬果，調製十三次果汁，時間根本就不夠用！

話雖如此，實際上任何飲食療法都很難獨力實行。除了需要心理諮詢師、醫師、營養師的幫助外，也少不了親朋好友的支持，好比父母、配偶、子女等；而嚴謹的葛森療法就更少不了別人的幫助了。以我來說，我有老婆、小孩、診所同仁願意幫忙，但這勢必會造成他們的困擾；應該說，就算有親朋好友幫忙也很難完美實踐。

葛森療法的功效的確受到全世界的認可，只要認真實踐，說不定真能在一個月內消滅癌症，可是就我的工作性質而言，我沒辦法實行。若想要確實執行完美的葛森療法，就只能入住葛森療法的相關醫院了。

有效對抗肝癌的星野式葛森療法

話雖如此，葛森療法的部分飲食方法，的確深得我心。

接著，我找到了精神科醫師星野仁彥先生撰寫的《抗癌醫師的葛森療法》（日本牧野出版社出版）（ガンと闘う医者のゲルソン療法；繁中版為《癌末醫師健康活過二十年》）一書。

這本書是星野先生利用葛森療法成功抗癌的經驗談。他曾經罹患大腸癌，後來甚至癌細胞轉移到肝臟，癌症專家判斷他活不過五年。

然而，書中介紹的葛森療法是星野先生自己改良的「星野式葛森療法」。星野先生在書中說道，他用來治療自己和教導病患的方法（星野式葛森療法），屬於葛森療法的簡易版。只有遵守幾項大原則和原理，沒有嚴格地按照原典實行。而他之所以沒有完全按照原典，主要原因就是實踐起來太困難了。

果然，星野先生也跟我一樣，認為葛森療法不容易執行。

那麼，星野式葛森療法究竟是怎樣的方法呢？

●星野式葛森療法的五大基本原則

一、無鹽飲食。

二、限制油脂類和動物性蛋白質。

三、攝取大量和多樣的蔬果汁。

四、禁止攝取酒精、咖啡因、香煙、精製砂糖、人工食品添加物（色素、防腐劑）。

五、以薯類、未精製的穀類（糙米、胚芽米、全麥麵粉）等碳水化合物、豆類、新鮮蔬果（國產）、堅果（胡桃、核果、杏仁）、海藻類為主食。

光看這幾項，也不曉得到底哪裡簡易了，對吧？基本上還是跟葛森療法差不多。不過，若從細部的地方檢視，的確是有些不同。

葛森療法和星野式葛森療法的差別

首先，星野式葛森療法減少了果菜汁的攝取量。原典的分量太多，做起來太困難。改良的星野式葛森療法一天喝三到五次就好，每次分量是四百毫升，總計一千兩百到兩千毫升。

另外一項，是省去咖啡灌腸法；咖啡灌腸法是葛森療法的一大特色。所謂的咖啡灌腸法，是把以小火熬煮的咖啡放入器材，使用方式跟一般的灌腸法相同。葛森療法建議一天要實行四到五次，如此，有促進肝臟解毒機能的功效。但是，要在日常生活中實行，難度很高，試想，一天要灌腸四到五次是不可能的事。星野先生也認為在工作中抽出時間灌腸太困難，因而放棄此一方法。

另外，星野式葛森療法還推薦食用海藻；這是東方和西方飲食文化不同的最大差異。

星野先生除了改良葛森療法外，還併用了下列的方法。

他的方法和嚴格的葛森療法不同，因此被冠上了「星野式」的稱號，主要的原因在於「星野式省略了部分的原典」並「納入了其他的方法」。

●星野式葛森療法新增的其他方法

一、攝取大量維他命C（一天攝取兩千到三千毫克）。
二、攝取維他命B群。
三、注射和服用苦杏仁苷。
四、飲用藥草茶（問荊、魁蒿、魚腥草）。
五、尿療法。
六、其他（食用糙米黑醋、黑芝麻、亞麻仁油等）。

尋找適合自己的飲食法

看了葛森療法和星野式葛森療法的內容，各位有什麼感想呢？你們是否覺得，只要能治好癌症這些困難都不算什麼嗎？

我並不這麼想。**長期以來我的飲食生活不佳，才會失去抗癌的免疫機能。像我這種人不可能突然實行嚴格的飲食療法，對我而言，精神上的負擔太大了。**至於星野先生的星野式葛森療法，雖然號稱「簡易版」，但我一點也看不出哪裡簡易。在我看來，星野式跟原典一樣難以實踐。

那該怎麼辦才好呢？我要如何在一個月內消滅癌症？我查閱各式各樣的資料，幾經摸索後決定「創造適合自己的飲食療法」。

當然，也不是從零開始，我打算參考葛森療法和星野式葛森療法，嘗試一些自己能力所及的可行方法。既然星野式的方法號稱葛森療法的簡易版，那我就來個更簡易的版本，或是取其所長就夠了。

不過度拘泥無鹽飲食

過去我沒嘗試過任何飲食療法，對我來說規矩一大堆的葛森療法負擔太大了。一想到自己再也無法享受飲食的樂趣，我的心情就很鬱悶。

於是我決定追求輕鬆簡便的方法，如此一來我這個食療菜鳥也能輕易實踐。

首先，我再三思量葛森療法提倡的「無鹽飲食」。

說穿了，飲食療法無以為繼的最大理由，就是飲食療法的料理「不好吃」的關係。不好吃的原因多半是「沒有鹹味，味道太平淡」。

最適合使用飲食療法治療的疾病，莫過於高血壓了。市面上有一大堆對抗高血壓的料理書籍，但高血壓患者還是有增無減。其中一個主因是「無鹽飲食太難吃」，導致患者無心從事飲食療法之故。

況且有高血壓的人，本來就是喜歡鹽分和濃郁口味的人。這些人會為了醫療而拋棄自己喜歡的飲食，選擇苦行一般的難吃飯菜嗎？因此我認為，飲食療法的菜色還是要有一定的口感，否則無法持之以恆，也就沒有治療意義了。

所以我放棄了「無鹽」飲食。當然過度的鹽分是不行的，為此我決定以不失清淡和美味的方式來減少鹽分，好讓自己可以長期進行飲食療法。

食用大量蔬菜

另一個問題，是大量攝取多樣蔬果汁；這可說是葛森療法最大的特徵，因為葛森博士認定蔬果汁是最佳的抗癌藥物。

葛森療法在一九五八年問世時，飲用蔬果汁的原理還不明確，不過，最近的研究已經證實了這個理論的有效成分，是蔬果裡所含的「植化素」所致。

植化素（Phytochemical）的 Phyto 意指植物，chemical 則為化學物質。植化素是「有益健康的植物性化學物質」的總稱，尤其當中的抗氧化功效能消除活性氧的害處，提升人體免疫力，達到預防癌症和其他生活習慣疾病的功效。

植化素是對抗癌症不可或缺的成分，但飲用大量蔬果汁還是有其難度。

我不再堅持飲用大量蔬果汁，而是選擇每天食用大量蔬菜。當然，其中還是保留了「每天飲用一次蔬果汁」的原則。至於使用的蔬菜則和葛森療法一樣，選用新鮮的無農藥或有機蔬菜。

禁止食用肉類和白砂糖

在查閱各項資料後，我設定了兩大禁忌，也就是「禁止食用所有肉類和白砂糖」。

肉類的動物性脂肪中有大量的飽和脂肪酸，攝取太多會增加壞的膽固醇和三酸甘油脂，提高動脈硬化的風險。再者，**攝取過多動物性脂肪會導致壞的膽固醇**

增加，造成體內的免疫細胞必須花更多力氣處理多餘的壞膽固醇，如此，也就難以整治每天增生的癌細胞了。到頭來癌細胞不斷增生，不僅會提高罹癌的風險，也會引發癌細胞轉移和復發的可能。

近來也有研究指出，動物性脂肪和動物性蛋白質都有增加癌症風險的作用。因此，我才立下禁止食用所有肉類的原則。

至於白砂糖，是指精製過的砂糖。大家常說白砂糖是癌細胞的食物；的確，癌細胞在成長時所需的糖分，遠比正常細胞還要多，所以說砂糖是癌細胞的能量來源，一點也不誇張。因此，白砂糖也是不能食用的。

最後，要注意的是加工食品。

以肉類來說包括火腿、香腸、培根、牛肉乾等都屬於加工食品，是抗癌過程中絕對不能食用的禁忌食物。

上述中，最麻煩的就屬白砂糖了。因為我們日常生活中的各種食品幾乎都含有白砂糖，例如蛋糕、餅乾、雞蛋糕、果汁等甜食，以及麵包、醬料、燉菜等。

為此，只要是「甜的食物」基本上都要禁止；選擇麵包時要注意成分標示，選擇沒有白砂糖的種類，最好是使用天然食材製成的。

若真的很想吃甜食或在飯菜中加點甜味，請用蜂蜜或黑糖自己動手製作，千萬不要使用加工食品。

日本人提倡的長壽飲食法

我自行摸索可行的飲食療法，發現這個方法不只跟葛森療法有相近之處，跟長壽飲食法也有異曲同工之妙。

Macrobiotic 本意是指「健康帶來的長壽」。

一聽到長壽飲食法，大家都以為這是好萊塢影星或名模追求美麗和健康的飲食法，或是源自美國的素食主義。

事實上，長壽飲食法是日本人提倡和推廣的生活飲食形態。

思想家和飲食文化研究家櫻澤如一先生（生於一八九三年，卒於一九六六年），才是確立時下「長壽飲食法」的先驅，他在海外的稱號是喬治櫻澤（George Osawa）。

日本第一個提倡「食育」的是石塚左玄先生，櫻澤先生則是將石塚先生的「食物養生法」融入中國「易經」的陰陽觀念。「易經」乃東洋思想之基礎，兩者融合後創立了長壽飲食法的理論雛型。

我來簡單說明一下長壽飲食法的規則吧！

●長壽飲食法的關鍵字

一、身土不二：食用居住地的當令食材。

二、一物全體：不捨棄外皮或根部，攝取完整的食材。

●長壽飲食法的基本規則（節錄）

一、以糙米、雜穀、全麥麵粉的小麥製品為主食。
二、食用蔬菜、穀物、豆類等農產品或海藻類；最好是有機農產品或自然農耕法培植的種類。
三、不使用砂糖，以米飴、甜酒、甜菜糖、楓糖代替。
四、以柴魚片或魚乾熬煮高湯，不添加鮮味調味料，至多用昆布或香菇。
五、盡量使用天然的食品添加物，鹽分請選用含有鹽滷的自然鹽。
六、不使用肉類、雞蛋、乳製品。

按照這些基本規則來思考菜色，差不多就是「使用當令蔬菜製成的料理，外加豆腐和海藻味噌湯，以及醃菜和糙米飯」，此乃合乎長壽飲食法的飲食。

光看菜色內容，各位有何感想呢？是不是很像「比平日飲食健康一些的飯菜」，而非「苦行的健康飲食」，對吧？

長壽飲食法是日本人提倡的，因此本質上當然也就是符合日本人民族性的飲食法。

飲食療法需考量民族性

長壽飲食法中最令我在意的，是它跟葛森療法一樣不吃「肉類、雞蛋、乳製品」的規定。

日本有極為豐富的穀物收成量，長期以來人民的飲食生活都以穀物為主，健康狀況也十分良好。可惜隨著時代改變，人們開始大量食用肉類或乳製品等動物性食品，對主食和副菜的觀念也有了變化。

於是生活習慣病和各類疾病暴增；換言之，飲食習慣的西化和混亂，是造成各種疾病的一大主因。

為什麼飲食西化，日本人就會生病呢？

日本人原來是農耕民族，並沒有食用肉類的習慣；由於消化穀物需要大量的時間，所以腸道的長度比較長。相形之下，西方人是狩獵民族，自古以來就習慣吃肉，因此他們的腸道比較短，如此才能將肉類快速排出體外。

肉類的動物性蛋白質不易被分解吸收，一進入體內就開始氧化，對身體有不良影響。是故必須盡快排出體外，於是西方人的腸道就是配合肉食習慣而變短。

日本人轉變為肉食也才一百餘年，體質上還是腸道較長的農耕民族。一旦日本人吃太多肉，動物性蛋白質在體內囤積的時間拉長，就會在體內產生有毒的氣體，進而引發致癌的物質。

也就是說，日本人的體質不適合吃肉。這就好比只吃尤加利葉的無尾熊，被迫吃肉弄壞身子一樣。

我在研究適合自己的飲食療法過程中，**發現飲食療法除了要顧慮食材的功效外，還得考量每個民族不同的特性來進行調整。**

從民族性的觀點來看，長壽飲食法是最適合日本人的方法。因此，我決定融合「葛森療法」和「長壽飲食法」的優缺點，去蕪存菁，找出自己能長時間執行的抗癌食療。

定好飲食法的大方向後，我馬上付出行動，自創「渡部式飲食」。

● 渡部式飲食的三大基本原則

一、禁止吃肉。

二、禁止吃白砂糖。

三、食用大量蔬菜。

「控管焦慮」能避免癌症惡化

思覺失調症患者不容易罹患癌症

身為一位精神科醫師，當我決定自力救濟後，除了飲食法，還有一個方法我很想嘗試看看，那就是「焦慮控管」；意思是控制自己的精神，降低心理內在的焦慮情緒。

其實我以前就懷疑，「焦慮的情緒」與「癌症」是否有密切關係。

我看過很多前來精神科求診的病患，發現思覺失調症的患者極少罹患癌症。我剛當上醫師的時候，在某間大醫院工作也幾乎沒遇過思覺失調症的癌症患者。

事實上，思覺失調症患者的罹癌比例很低，這在醫界已經是廣為人知的事情了。一九〇九年有人在英國提出此一觀點，受到學會的重視。直到二〇〇五年以後，有一部分文獻指出思覺失調症的患者，跟一般人比起來，罹患大腸癌和其他癌症的比例並不高。

不過，癌症和思覺失調的關係沒有科學的佐證，目前還處於研究階段而已。也就是說，「思覺失調患者不容易罹癌」屬於經驗談，缺乏科學上的實際證明，只是一種印象罷了。

焦慮症患者容易罹癌

反之，我發現容易焦慮的患者、廣泛性焦慮症患者、恐慌症患者有不少人罹患癌症。

我獨自開發了一套測定焦慮的量表「ＨＳＡＳ」，用來測量患者的焦慮程度（詳細內容請見第三章介紹），這個量表可以將焦慮數據化，清楚瞭解患者的心理狀態。ＨＳＡＳ能輕易掌握患者每天的心情，對治療大有幫助。

患有恐慌症等心理障礙的患者，在接受ＨＳＡＳ測試後，都會顯示極高的數值。因此，根據我調查求診患者的結果，越容易焦慮的人，其罹患癌症的機率可能越高。

罹患癌症的焦慮症患者Ａ小姐

我有一位患者Ａ小姐，是罹患恐慌症的三十多歲婦女。起初她一個人開車外出，在半路上恐慌症發作，害怕到放棄開車徒步走路回家。後來她討厭外出，便辭去工作在家幫忙。

她的焦慮非常嚴重，我只好開給她安定精神的代表性抗鬱劑ＳＳＲＩ（克憂果）。結果她不再焦慮，症狀也安定下來了，但一停藥又會馬上復發，這種狀態持續了好幾年。

某一天她懷孕了，我們商量後決定在懷孕期間停止服藥。

結果她的病情急轉直下，強迫行為（擔心自己做錯什麼事情，瘋狂反覆確認的行為）和焦慮比以前更加嚴重了。

前來回診的她，拼命表達自己的焦慮和對他人的不滿。她的症狀實在太過嚴重，有一次我還忍不住勸她，整天造口業對身體不好。

她的狀態稱得上是焦慮症的極致，非常嚴重，我很擔心她罹患癌症，這可不是在開玩笑的。

果不其然，她在生產後就罹患皮膚癌了。

所幸動完手術也康復了，她非常擔心癌細胞轉移，於是我再開克憂果給她消除焦慮。

以她為例，可能是懷孕和生產造成免疫力下降，導致她罹患癌症。可是對我來說，她的例子證明了「焦慮的人容易罹患癌症」。

焦慮症和強迫症併發的情況

思覺失調症的患者，接受HSAS測試的數值通常都不高。換言之，他們很少感到焦慮。

不過也是有罕見的例外，那就是焦慮症和強迫症併發的情況。焦慮症和強迫症併發的人雖是思覺失調，卻懷有強烈的不安。

我認識一位思覺失調的求診患者B小姐，她很容易受到一點小事影響而心生不安，每個禮拜會亂打一到兩百通電話，舉凡家人、診所、警察、超市都是她騷擾的對象；儼然是焦慮症併發的狀態。

其實她也罹患過乳癌，亦即罹患過癌症的思覺失調患者。

除了B小姐以外，我還遇過其他少數罹患癌症的思覺失調患者，他們也都是焦慮傾向極強的人。因此，我認為癌症與焦慮有很強烈的關聯。

焦慮與免疫力關係密切

長年來的精神科臨床經驗告訴我「焦慮的人容易罹患癌症，反之則不容易罹患癌症」。

為什麼癌症與焦慮有密切關係呢？我想關鍵在於壓力與免疫系統。

壓力會影響免疫系統，這是眾所周知的事情。強大的壓力會破壞免疫力，人類一旦承受壓力就會引發焦慮。

因此我推測焦慮與免疫力有密切的關係，焦慮才是造成免疫力下降的主因。

有一項很有趣的研究，幾乎證實了我的假設。那是史丹佛大學的精神行為科學系的免疫學專家佛德斯・達哈爾（Firdaus Dhabhar），在二〇一二年發表的研究成果（刊載於PLOS ONE上，進入http://journals.plos.org/plosone/，搜尋「Firdaus Dhabhar」，文章名稱為〈High-Anxious Individuals Show Increased Chronic Stress Burden, Decreased Protective Immunity, and Increased Cancer Progression in a

Mouse Model of Squamous Cell Carcinoma〉）。

焦慮的老鼠會罹患嚴重的癌症

史丹佛大學公布的研究結果顯示，經常焦慮的老鼠比沉著的老鼠更容易罹患嚴重的癌症。他們給無毛的老鼠照射紫外線，發現性格乖巧又討厭危險的神經質老鼠，其產生腫瘤和侵襲性癌症的情況高於其他老鼠（侵襲性癌症是指像水分一樣慢慢滲透四周的癌症，跟轉移速度猛烈的癌症不一樣）。

再者，長期焦慮的老鼠對慢性壓力特別敏感，免疫力也有衰退的傾向。雖然慢性壓力與罹患癌症的風險，已經有其他研究者證明兩者的關聯了。不過這還是第一次有人將極度焦慮的性格特質，和癌症的風險進行生物學上的連結，可說是這個研究最珍貴之處。

達哈爾博士表示，研究中的皮膚癌樣本嚴密比照人類的皮膚癌，因此可信度非常高。

另外，研究人員以焦慮強弱來比較老鼠的免疫反應。結果，發現焦慮的老鼠其控制過剩免疫反應的免疫抑制細胞——「控制性T細胞」的水準比較高。

這等於免疫細胞攻擊癌細胞的功能被壓制。另外，焦慮的老鼠也比較少發出化學訊號，刺激免疫系統攻擊腫瘤。

治療癌症講究患者的意志力？

以上的實驗內容，雖尚未經過人體實驗，達哈爾博士卻認為有此必要做出以下假設：「這個研究顯示焦慮與壓力，可能加快癌症惡化，造成持續的惡性循環。我們的目標是在診斷或治療的過程中，緩和或排除焦慮與慢性壓力的影響。」

他的研究團隊再來要進行的研究是，探討排除焦慮與壓力的不良影響後，能否提升癌症的治療效果。

達哈爾博士說，在一定期間內服用抗焦慮藥物也許有效。然而他最終的結論是，想要完全發揮治療的功效擊敗病魔，除了利用醫學進行所有可行的外部醫療外，實際上也該好好利用患者的身心狀態。

這跟我的看法是一致的，**所謂「利用患者的身心狀態」意思是「治療癌症講究患者本人的意志力」，若能控制患者的心理（焦慮），對治療癌症是有益的。**

我從長年的經驗中得知「消除焦慮可有效擊敗癌症」，而這個研究也印證了我的假設。

利用正面思考擊敗癌症

現在我們知道焦慮與癌症的密切關係了。

回過頭來談談我的病例吧！我在接受正子電腦斷層掃瞄之前還有一個月的時間，所以我立刻實踐「焦慮控管」的方法。

可是真的付出行動我才發現，自己根本不曉得該從何下手才好，畢竟過去沒有先例。

這時，我想起憂鬱症學會在名古屋舉辦的研究發表。

這個研究內容是：消化器官科和精神科醫師共同調查胰臟癌患者，發現他們在罹患癌症前有百分之三患有憂鬱症，而得知自己罹患癌症後，患有憂鬱症的比例高達三到四成。

而這三到四成的憂鬱症患者之中，輕度憂鬱和重度憂鬱的癒後情況各有不同，重度憂鬱的患者有早死的傾向。

顯然，憂鬱症和免疫衰退有很深切的關係。

那麼，**反過來利用正面情感，全力否定自己罹患癌症，或是決意擊敗癌症的人，免疫力勢必會比較強悍**。

對我來說這是很容易接受的想法，因為本來我就是個思考正面又躁進的人，與其整天鑽牛角尖猶豫不決，我更傾向先衝再說的樂天性格。

如果我的正面思考可以有效擊敗癌症，這豈不是最輕而易舉的辦法嗎？

現在回想起來，當我看到電腦斷層掃瞄的那一刻，不僅失去了思考能力，心中還浮現了負面的情緒，好在並沒有維持太久。

我很快就重拾以往的正面思考：我深信自己絕不會輸給癌症，這是很棒的研究機會，看我怎麼擊敗癌症！至今，我還記得自己當初是如何恢復這種正面又積極的態度，記憶猶新。

安排一段時間思考癌症

話說回來，儘管擁有正面又積極的態度，但意識也很難一直集中在上頭。在工作或休息的時候，我們需要一段遺忘癌症的時間。整天都在思考癌症，反而對精神衛生不好。

發現自己罹患癌症，不代表日常生活會跟著改變。我還是跟以前一樣，每天替幾十個門診病患看病，每個禮拜去一次福島縣白河市的診所。在接受正子掃瞄之前，這一個月我得妥善利用時間。

於是我安排一段時間，集中思考癌症的問題。那麼，何時思考癌症最好呢？那就是運動的時間。

利用健走減輕體重

當初我發現自己罹患癌症的時候，體重高達九十二公斤，我的身高也才一百六十八公分而已，那是我人生中最肥胖的體型。

事實上，我早就知道肥胖對免疫機能有害，容易引發感染或癌症。

換句話說，若不解決肥胖問題我還是無法改變容易罹癌的體質。在對抗癌症的關鍵時刻，減肥是不得不執行的重要方法。

說到減肥，關鍵自然是飲食和運動了。

飲食上我採用「渡部式飲食」，禁止食用肉類和白砂糖，並攝取大量的蔬菜，這樣即可預防卡路里過量或暴飲暴食；再來就剩下運動了。

我選擇散步，也就是健走作為我的運動方法。

也許有人認為，那麼輕鬆的運動根本沒有減肥效果，對吧？確實，去健身房進行集中性的嚴格鍛鍊，或者從事游泳、網球這一類大量排汗的運動，比較有減肥的效果。

然而，那時我是「零」運動習慣的人，一下子進行高強度運動太危險了。何況身體過度疲勞，對治療癌症反而有害無益。

因此我選擇健走，主要是我想「慢慢」恢復健康的身體，而不是一口氣降低體重。最重要的是，健走可以配合自己的行程安排時間，又不用額外花錢，對我而言比較容易確實執行。

選擇走起來舒適的道路

我們常聽人說，一天走個一萬步對健康有益。因此我戴上計步器生活，想不到我一天才走兩千步左右。我戴上計步器一整天，才達到標準的五分之一而已。

這個結果連我自己都感到訝異，我再次體認到自己以前的生活有多不健康，也進行了深切的反省。

我決定一天要走一萬步：從汽車生活轉變成徒步生活；每天從家裡走到車站，再從車站走到診所，步行數量就會比以往來得多。

可惜我還是沒有走到一萬步，我改用雙腳步行的生活方式，一天最多也才走三千到四千步左右。剩下的六千到七千步，我打算用健走來達成。

一開始，我要先瞭解自己走路的速率和步伐數。以我的步行速度，走一小時大約可達七千步左右。七千步加上日常生活中的三千步，就有一萬步了。因此，我把健走時間，訂為一小時左右。

再來我也思考了健走的路線，因為健走最大的難關就是很容易疲乏。

「一直傻傻地散步很無聊」，我想這就是無法持之以恆的最大理由吧！

那麼要走什麼樣的路線，才有辦法每天持續下去呢？

第一個方法是每天變更路線，有了變化就能愉快地持續下去了。

不過，這個方法不確定要花多少時間，貪戀美景也可能導致注意力不集中。

我判斷這不是自己想要的健走法（關於這一點容我稍後說明），沒有採用每日變更路線的方案。

於是我選擇走既定路線，並琢磨著該怎麼走才不會膩。這時候我想到的方法是「盡量走舒適的路線」。

當初我的住家附近，有一間很大的八幡神社。神社周圍是三角地形，圍繞三角地形的路線我非常喜歡。詳細的理由我自己也不清楚，總之走起來很舒服。既然要每天健走，我想走這段舒適的道路，對我的幫助最大。

健走，是對抗癌症的時間

為了達成一天一萬步的目標，我改搭電車上下班，不夠的步數就花一個小時的時間，在住家附近的三角地帶健走。然而，光是健走還不夠。

剛才也說過，我有自己想嘗試的健走法。沒錯，我不認為默默地健走就有效果，應該要加入其他能提升心靈力量的成分。

因此，渡部式健走法最大的特徵，是配合「焦慮控管」的技巧。換言之，健走的時間是集中心力思考癌症，和對抗癌症的時間；我稱之為「攻擊式健走」。

首先，我想像自己的肺部裡有癌細胞。我看過電腦斷層掃瞄的圖像，親眼確認放射狀的尖銳癌細胞陰影，所以我想像的癌細胞也是尖銳的粒子。那些尖銳的粒子在肺部裡做惡，試圖增加數量。

我要攻擊那些癌細胞，當然我是指在想像的世界裡。每走一步就要踩爛一粒癌細胞，每死一粒癌細胞，免疫力就多回復一分；我要想像這一連串的過程。

我走在喜歡的路途上，每走一步就想像自己用力踩爛癌細胞。我每天鬥志高昂地健走，不踩爛癌細胞誓不罷休。在健走的過程中，我集中心志攻擊每一粒癌細胞。

每天持續這個方法，想像力就變得越來越清晰。我的腦海裡開始浮現癌細胞被踩爛的具體影像，以及癌細胞逐漸減少的景況。

沒想到，我的健康狀況確實一天比一天好，肺部的癌細胞消失不再只是想像，彷彿成為了一種真切實際的感受。

想像力也能對抗癌症

這種「抗癌（想像）健走法」完全是我原創的，並沒有正式的研究成果，因此效果也是未知數。

可是，我相信這個方法是正確的，因為這與運動選手進行的想像訓練法有幾分相似。

「想像訓練法」在運動界裡是很普遍的訓練方式：不必實際活動身體，光是不斷想像自己活動的景象，即可提升動作的水準；或是想像可能發生的意外，讓身體學習如何處置。最近在其他領域也有人採用想像訓練。

這是利用大腦不擅長區分「實際經驗」和「想像經驗」的特性，對於這兩種經驗大腦會採取同樣的處置方式。換句話說，讓大腦分不清想像經驗和實際經驗，是這項訓練的重點。

我認為這有助於消滅癌症，**因為強烈的想像會讓大腦信以為真，進而提升身體的免疫機能，成功擊退癌症**。

讓大腦信以為真的訣竅，就是要盡可能進行強烈而真實的想像。我努力相信自己，集中精神持續健走。我在健走過程中持續想像，自己每走一步就踩爛一個癌細胞。

所以我不用變更路線的方案，各位應該明白原因了吧！我所思考的健走抗癌法，需要高度的集中力，若缺乏集中力便無法達成預期的功效了。

為此，與其每天變更路線尋求刺激，倒不如每天走在舒適的道路上，比較容易維持高度專注力。

治療師的一句話，堅定我的決心

在一個月內竭盡所能

我只有一個月的時間而已，一個月後就要接受正子電腦斷層掃瞄。萬一病況沒有好轉，或是不幸惡化了，就得立刻住院動手術。

「我不想動手術，無論如何都要竭盡一切努力消滅癌症。」

我抱著這份決心，嘗試一切有助於擊敗癌症的方法，尤其是提升免疫力的方法，並且配合飲食療法和控管焦慮的技巧。

服用乳酸菌增加腸道好菌

近年來的研究發現，全身七成的免疫細胞都集中在腸道中，腸道是體內最大的免疫器官；而提升免疫力的關鍵，在於腸內環境和腸內細菌。

腸內細菌是存在於腸道中的微生物，大致上分為三種。

一種是對身體有益的「好菌」，一種是對身體有害的「壞菌」，最後則是不好不壞的「中性菌」。中性菌會迎合強勢的一方發揮相同的作用。

大家常說，要好好調整腸內環境，這句話是說要調整三種細菌達到理想比例。**三種細菌的理想比例分別是，好菌佔兩成，壞菌佔一成，中性菌佔七成**。保持這樣的細菌比例，免疫力就能發揮最強的功效。

真正的重點是好菌和壞菌的比例，前面提到中性菌會幫助優勢的一方，若不保持二比一的比例，很快就會變成壞菌佔據優勢的腸內環境。

眼下我罹患癌症，代表我的免疫力不夠。意思是，我的好菌或許太少了。

乳酸菌是好菌的代表，於是我服用乳酸菌的補充劑。

當然，從優格等食品中攝取也是一個辦法。然而，從食物中攝取至少要行之有年，乳酸菌才會依附在腸道中，發揮健康效果。納入飲食療法中是沒問題，可如今我需要立竿見影的效果，就時間上來看是來不及的。

因此最快的方法，是直接服用乳酸菌的補充劑。

好在我服用乳酸菌的補充劑，身體也沒有特別的變化，補充劑跟我的體質還算契合。因為有些人服用後身體會出問題，例如腹痛或拉肚子等症狀。

其實這也不光是乳酸菌補充劑特有的現象，凡事號稱有益健康的補充劑或中藥材，如果在攝取後發生問題，有人會說那是身體好轉的反應，或是身體在習慣藥效之前的暫時症狀，代表藥效有確實發揮作用。

可是我並不這麼想，我純粹覺得那是跟體質不合罷了。真正適合身體的東西，會很平順地融入體內，不會產生任何異常現象。

利用針灸提升腸道免疫力

當時我每個禮拜會去一次針灸按摩院，主因是十月爆發顏面神經麻痺。我服用類固醇治療顏面神經，再去針灸按摩院接受復健治療，避免身上殘留麻痺的不良後遺症。

十二月，我的顏面神經麻痺幾乎治癒，也沒有後遺症。後來我前往針灸按摩院的目的，是消除全身的慢性疲勞、放鬆心情，以保養身體為主，例如緩解肩痠或腰痛等。針灸和按摩很適合我的體質，施術後身子會覺得非常舒爽；當然這也要看個人體質而定，每個人的狀況不一樣。

我跟治療師商量後，麻煩他今後幫我提升腸道的免疫機能。順便請教他提升免疫力的穴道和針灸訣竅，好讓我在家裡也可以自己實踐。

話語的力量，消除我的不安

其實在接受健診的隔天，我有針灸按摩院的預約。

那天我跟平常一樣前往針灸按摩院，也跟平常一樣接受治療，和治療師談天說地。我提到自己罹患肺癌的事情。那純粹是在對話過程中，無意間脫口而出，並沒有什麼特別的用意。

治療師聽了以後直接告訴我，癌症並非絕症。

一時間我以為自己聽錯了，於是治療師再次很明確地說：「癌症是很容易醫治的病症。」

當我得知自己罹患癌症，就著手收集各式各樣的資料。依我身上的腫瘤大小來說，五年內的生存機率也才五十%，且這還是要動手術和用藥才有的數字，所以我才打算先自己嘗試可能的療法。

不過我內心一直有個揮之不去的疑問，自己來真的沒問題嗎？是不是要接受用藥和手術比較好？

沒想到，治療師卻說我保證治得好。

嚴格講起來，不是醫師的人不能做出這種保證，我們也不該相信沒根據的話。可是那時候的狀況不同以往，治療師的話語莫名地深得我心，我也確信自己治得好。我轉變心情，決定竭盡一切所能，用自己的方法擊敗癌症！這是很不可思議的體驗，治療師的一句話，徹底驅散我前一天的焦慮與不安。

從那以來，我心中的焦慮不再惡化。我每個禮拜去一次針灸按摩院，一邊接受治療一邊商量對策，尋求更好的治療建議。我獲得許多啟發，有很多知識是我這個精神科醫師以前所不知道的。

實不相瞞，我是在參考治療師的建議後，才決定延後一個月接受正子電腦斷層掃瞄。治療師建議我，好好實踐飲食療法和其他方法，大約一個月就會有某種程度的效果了。針灸按摩院的治療師隨口說的一句話，讓我下定決心用手術和藥物以外的方法，自力救濟擊敗癌症。

直徑三公分的腫瘤消失了！

這一個月內我做了什麼

好，一個月的期限終於過去了，首先來復習一下我這段期間做了什麼。

一、渡部式飲食

我擊退癌症的三大方法，其中之一就是渡部式飲食。

基本原則

- 禁止食用肉類。
- 禁止食用白砂糖。
- 食用大量蔬菜。

我在這一個月內，嚴格遵守以上的準則，另外我還禁止自己喝酒。本來我就不擅長喝酒，純粹是出於應酬交際才跟著喝的，所以在這段期間內，我盡可能推掉邀約，自己在家裡吃飯，斷絕所有喝酒的機會。遇到推不掉的飯局，我也會找個理由喝軟性飲料，或是選擇一些有提供自然飲食或長壽飲食的店鋪，點菜我也特別小心謹慎。

飲食療法講究長期抗戰，老實說才持續一個月左右，身體感覺不到太大的變化，體重也才減少兩、三公斤而已。

過去，我嗜吃牛排或烤肉，飲食生活以肉類為主；現在要改成以蔬菜為主，內心不免有些難受。好在時間一久我也習慣吃蔬菜了，我開始從健康的飲食中獲得滿足和充實感（這段期間的詳細飲食，留待第二章介紹）。

二、攻擊式健走

渡部式飲食以外的另一個方法，就是「攻擊式健走」。我每天步行一萬步，在過程中想像自己踩爛癌細胞。

基本上我白天走三千步，晚上健走七千步。萬一晚上有研習或會議無法健走，我會在早上六點抽出一小時補足；或是提早一、兩站下車，用走的走回家中或診所；不然稍微繞點遠路也行，反正我會用各式各樣的方法達成每天一萬步的目標。

至於踩爛癌細胞的想像訓練法，隨著練習的次數增加，我的想像也越來越清晰了。每走一步就殺死一個癌細胞的景象，最大的好處是想像起來並不困難，而且簡單易懂。

這種強悍又具攻擊性的方法，會產生一種可以輕鬆擊敗癌症的信心，帶動我們整體積極正面的情緒，壓過擔心癌症惡化的焦慮。

三、提升免疫力

我用了下面的方法，提升腸道的免疫力：

・服用乳酸菌補充劑。
・每週前往針灸按摩院一次。
・在家中自行艾灸。

自從我接受健康檢查，得知自己可能罹患癌症的那一天起，我就開始實踐上述的抗癌方法了。每一種方法我都不敢保證對每一個人都有效，那純粹是我閱讀癌症的相關資料後，自行選用有效的內容加以改良的原創方法。說穿了，我自己正是第一號實驗品。我把自己當成實驗品，努力施行抗癌方法，並在一個月後再次接受檢查。

三公分的癌症消失了！

終於到了接受正子電腦斷層掃瞄的日子，我這一個月來實踐的抗癌方法到底正不正確，很快就會見真章了。如果癌症沒有消失，我就得考慮接受手術和藥物治療了。對我來說，這是非常重要的一天，我的心情卻出乎意料的冷靜。

當天檢查完院方就放我回家了，結果要一週後才會揭曉。我回到自己的診所，像平常一樣替病人看診。

一個禮拜後，我再次前往醫院聆聽報告結果。

我一進入診療室坐在醫師面前，醫師拿出一個月前的圖像和這次的掃瞄圖像。好歹我也是個醫師，我一看就知道肺部的陰影消失了！

陰影消失得乾乾淨淨，簡直到了令人驚訝的地步。醫師比較兩張圖像，告訴我本來癌症的所在位置，我卻完全看不出哪裡有癌症，陰影就是消失得這麼乾淨。就算不是醫師，任何人都看得出來陰影消失了。

真正驚訝的是我的主治醫師，他完全無法相信直徑三公分的肺癌才一個月就消失了。他甚至懷疑自己拿到別人的圖像，還引起了不小的騷動。

不過，綜觀脂肪的厚度和其他的要素，顯然那兩張圖像出自同一個人；確實是我的掃瞄結果無誤。

癌症消失了，當然也就不必住院動手術或接受藥物治療。醫師一直百思不得其解，我們約定每半年要做一次健康檢查，那一天我就離開醫院了。

持續抗癌生活

癌症消失了，但我還不能掉以輕心。五十二年來不健康的身體，才一個月就要完全改善太困難了。

這一個月來的抗癌生活，我打算今後也要持續下去，期限未定。要預防癌症復發，說不定得持續一輩子吧！總之，我決定再持續一年抗癌生活。同時，我想把這份經驗活用在治療上。

癌症消失固然值得高興，但印證自己選用的方法正確，才是我高興的主要原因，癌症消失的驚喜反倒是其次。

我這個第一號實驗品，實驗結果以成功收場。身為一個醫師，我亟欲把這個方法活用在治療層面上。

「從發現到消滅」的抗癌過程

當天

- 接受健康檢查發現陰影。
- 三天後預約正子電腦斷層掃瞄。
- 對於動手術和藥物治療有所抵抗。
- 開始收集各種抗癌資訊。

一天後

・前往預約的針灸按摩院。

・治療師鼓勵我，癌症不是什麼絕症。

・我決定自力救濟，開始閱讀各式各樣的資料。

兩天後

・我去請教時任東京女子醫科大學教授永井厚志先生。

・他說我百分之百罹患肺癌。

・我拒絕立刻住院動手術的提議。

三天後

・我再次前往醫院。

・請院方延後一個月的時間，再替我進行正子電腦斷層掃瞄。

・調查各項資料，經過詳細檢討後，我打算從飲食和焦慮控管下手。

・開始進行「抗癌」生活。

我實踐的抗癌飲食

一、渡部式飲食

❶禁止食用肉類。

❷禁止食用白砂糖。

❸大量攝取蔬菜。

★不得飲酒。

二、焦慮控管與健走

❶在健走過程中，想像自己踩爛癌細胞。

❷每天走一萬步。

三、提升免疫力

❶服用乳酸菌補充劑。

❷前往針灸按摩院接受針灸。

一個月後

- 接受正子電腦斷層掃瞄。
- 一個禮拜後前往醫院聆聽結果。
- 癌症陰影消失，醫師以為自己拿錯圖片，後來證實是我的圖片沒錯。

→ 成功擊敗肺癌

第 2 章

多方嘗試，自創「渡部式飲食」抗癌法

渡部式飲食：第一階段

實行渡部式飲食一個月，我確實成功擊敗癌症了，這也意味著我所發明的渡部式飲食，對我而言是可行的。

現在，我就來回顧一下，自己嘗試了什麼樣的飲食法。

遵守基本規則

經我反覆推敲改良，終於發展出了渡部式飲食。這是一種參考葛森療法和長壽飲食法，以「輕鬆可行」為前提所發展出來的；基本的規則有三項：

基本規則

一、禁止食用肉類。

二、禁止食用白砂糖。

三、食用大量蔬菜。

另外還有禁酒。一個月來我嚴格遵守這幾項規則。

那麼，到底該用什麼食材和調理方式呢？我想向各位更具體地介紹。

一、禁止食用肉類

無法吃到最喜歡的肉類難免有些遺憾，但也無可奈何。

首先，我的主菜從肉類轉變成魚類，接著再攝取大量的豆腐、油豆皮、油豆腐等大豆製品，當成優良的蛋白質補給來源。

這時候我發現大豆素肉的存在，據說這是長壽飲食法經常採用的食材。大豆素肉的原料是大豆，但調理起來卻跟肉類一樣，可以滿足味蕾上想吃肉的需求。雖然大豆素肉很難完全代替真正的肉類，但以新食材來說算是很不錯了。

二、禁止食用白砂糖

精製的白砂糖是癌細胞的營養來源，因此我再也不吃添加任何白砂糖的零嘴或甜點。若料理時需要砂糖，我就改用甜菜糖、楓糖、蜂蜜等甜味劑。真的很想吃甜食的話，就選擇以黑糖調味。

三、食用大量蔬菜

首先，每天要飲用一次蔬果汁。以我個人為例，每天早上會打一杯以蘿蔔為主原料的蔬菜汁飲用。此外，每天還要食用大量的沙拉，中餐也是把沙拉放到保存容器裡，帶到診所去吃。

同樣是蔬菜，種類可謂千變萬化。如果不知道該吃什麼，不妨參考計畫性食品清單。所謂的計畫性食品，是一九九〇年由美國國立癌症研究所（ＮＣＩ）公布，具有防癌效果的食品群。四十多種可有效預防癌症的蔬菜，依照效果高低排成金字塔的形態（請參考次頁的圖表）。什麼蔬菜適合每天吃，什麼蔬菜適合大量吃，都可以拿來參考。

我做了很多蔬菜豐富的湯品，還有蔬菜製成的常備料理，每餐搭配生菜沙拉一起食用，這就是我食用大量蔬菜的方法。尤其高麗菜、紅蘿蔔、洋蔥這一類防癌效果佳的蔬菜，很適合加入湯品中大量食用（可參考書末附錄的食譜）。

美國國立癌症研究中心公布

可有效預防癌症的四十種食品

■ 抗癌食物金字塔 ■

根據美國國立癌症研究中心的免疫學研究，提供了一份「可有效預防癌症」的食品清單，越頂端的食物，表示防癌效果越好。

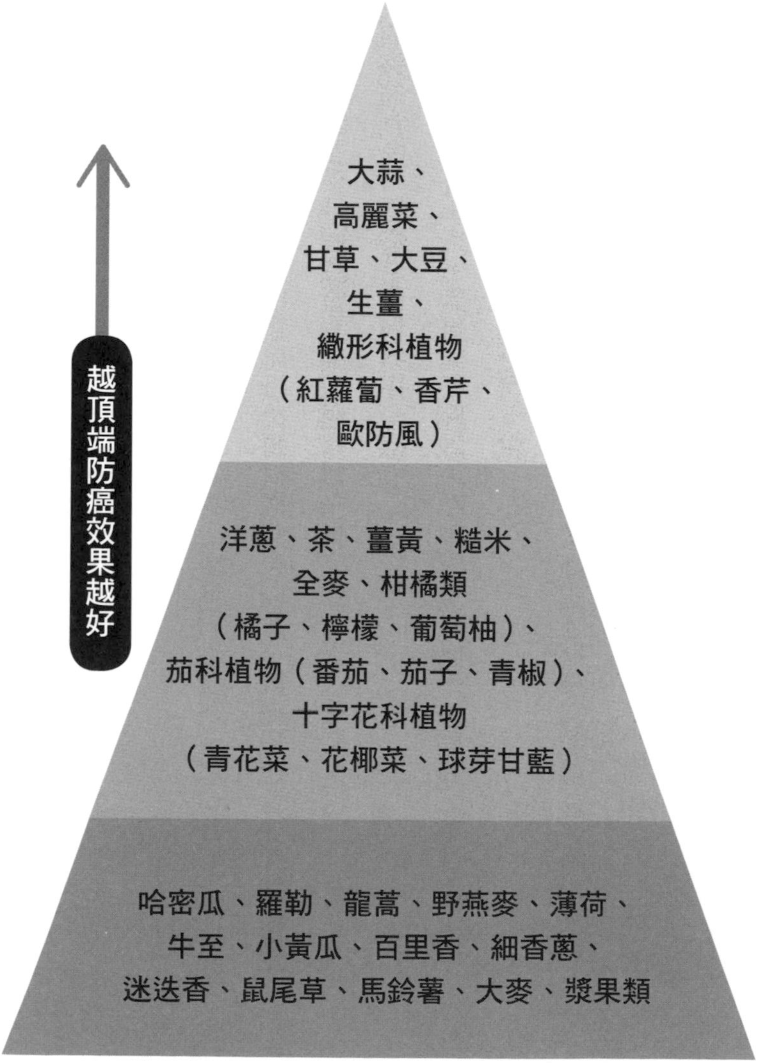

抗癌講究「抗氧化能力」

「營養價值高低」是我選擇食材的基準。關於營養素容我詳細說明一下。

●有抗癌效果的代表性營養

一、植化素

這是一種富含於蔬果中的成分，近來十分受到矚目。其次，它也是植物含有的顏色、氣味、苦味、辣味成分的總稱，最著名的有多酚、β-葡聚醣、大蒜素、異硫氰酸酯等。

植化素具備固有活性，共通點是皆擁有強大的抗氧化能力。其功效是抵消活性氧的害處，防止細胞氧化和抑制癌症。

富含植化素的食材　多酚：茼蒿、大豆／β-葡聚醣：香菇、金針菇／大蒜素：大蒜、蔥／異硫氰酸酯：高麗菜、青花菜等。

二、維他命C

有一種名為「高濃度維他命C點滴療法」的癌症治療法，由此可知維他命C，確實具有抗癌效果。維他命C不只具有頂尖的抗氧化效果，在遇到壓力時也會刺激腎上腺分泌腎上腺素，發揮對抗壓力的功效，號稱抗壓力維他命。

黃綠色蔬果含有很多維他命C，其性質易溶於水，有不耐光熱的性質。

富含維他命C的食材 青花菜、紅色甜椒、馬鈴薯、檸檬、草莓、奇異果、蘋果、番茄等。

三、β-胡蘿蔔素（維他命A）

根據研究結果顯示，此種維他命「可大幅降低罹患肺癌的風險」，從此，β-胡蘿蔔素的抗癌效果便廣受矚目了。β-胡蘿蔔素有強大的抗氧化力，可提高免疫力和預防感染。

富含β-胡蘿蔔素的食材 紅蘿蔔、菠菜、黃麻等。

四、褐藻素

褐藻素有消滅和縮小癌細胞的功效，可有效預防癌症。

富含褐藻素的食材　海帶芽、水雲、和布蕪、羊栖菜等。

飲食習慣不佳，就必須靠食療抗癌

我這一個月來嚴格遵守前述的規則，成功擊敗了癌症。

話說回來，為何我用的方法效果如此驚人呢？

這就要先說我罹患癌症的原因了，我認為最大的原因是飲食習慣不佳的緣故。換句話說，**因為飲食習慣而罹患癌症的人，改變飲食習慣就有辦法根治**。過去飲食習慣越不健康的人，一旦改善飲食或生活習慣，就越會有驚人的治療效果。因此，找出自身罹癌的主因，才能對症下藥，成功抗癌。

第一階段的精選菜單

這是我在渡部式飲食第一階段，實際吃過的部分料理，請務必參考看看。

●晚餐

❶法式鱈魚排佐西葫蘆／豆漿奶油燉蝦／醃紅蘿蔔與小番茄／生菜沙拉（佐亞麻仁油）／法式香菇湯

❷照燒鰤魚／清燉牛蒡／螃蟹煎蛋卷／生菜沙拉（加亞麻仁油醬料）／白蘿蔔泥湯

❸炸劍魚／蠔油熬白蘿蔔和油豆腐／炒青椒和小公魚／炒香菇和根菜／中華風玉米濃湯

❹燉鰤魚和白蘿蔔／芝麻香燉鴻喜菇和豆腐／沖繩風味炒麵筋／鮪魚沙拉／

味噌湯

❺照燒鰆魚／燉根菜／煎蛋卷／馬鈴薯沙拉／水果

❻薑汁煮沙丁魚／涼拌溫蔬菜／燉麵筋和夏季蔬菜／炒豆腐／味噌湯

❼鮭魚鐵板料理／燉羊栖菜和大豆／白蘿蔔和油豆皮拌芝麻醋／紅蘿蔔和小公魚煎餅（搭配柚子醋醬油）／螃蟹和芽菜湯

❽鱈魚蔬菜勾芡／味噌炒高麗菜和油豆腐／烤起司配西葫蘆／燉凍豆腐和南瓜／涼拌秋葵和山藥／香菇味噌湯

❾熱炒酸辣劍魚／煮豆類／川燙蔬菜沙拉／甜醋炒小黃瓜／味噌湯

❿錫箔烤鱈魚／燉南瓜／白蘿蔔和油豆皮的芝麻醋沙拉／紅蘿蔔和青蔥煎蛋卷／味噌湯

⓫甜醋炒鮭魚和蔬菜／燉凍豆腐／涼拌香菇佐柚子醋／醃蕪菁／味噌湯

⓬咖哩烤劍魚／涼拌紅蘿蔔和蓮藕佐柚子醋／涼拌豆腐和番茄／蕪菁和螃蟹勾芡／青花菜佐芝麻醋／味噌湯

⑬醬燒旗魚／網烤紅蘿蔔／燉蕪菁和油豆皮／豆腐味噌湯／韓式醃豆芽菜／越南春卷／炒海帶芽和魩仔魚

⑭炸鮭魚／炸酪梨／番茄鮮蝦／冷醃蔬菜／高麗菜絲沙拉

⑮香燉鱈魚／八寶菜（不加肉）／蔬菜大鍋飯／清燉蕪菁／涼拌茼蒿佐芝麻／味噌湯

⑯味噌鯖魚／豆芽菜煎蛋卷／柴魚炒高麗菜和油豆皮／青花菜佐番茄醬／涼拌小松菜佐芝麻

⑰回鍋肉（用大豆素肉）／炒蕪菁和青椒／馬鈴薯餅／冷醃蘆筍／涼拌青椒佐小公魚

⑱蠔油炒旗魚和甜椒／芝麻燉四季豆／橄欖油煎馬鈴薯／燉白蘿蔔／涼拌酪梨佐白奶油起司／味噌湯

⑲日式烤鱈魚／煎蛋卷／炒青花菜和西葫蘆／馬鈴薯沙拉／冷醃菠菜

⑳炒蘆筍和花蛤／燉竹筍／清燉鰤魚／炒酸辣高麗菜／紅蘿蔔和小公魚沙拉

／牛蒡高麗菜絲

★早餐主要是紅蘿蔔汁、料很多的蔬菜湯、水果。

★午餐主要是診所營養師製作的便當，以及自己準備的大量沙拉。

渡部式飲食：第二階段

康復後也要持續進行

我持續了一個月的渡部式飲食療法，成功消滅癌症，但還不可以掉以輕心。

畢竟，長年來的惡劣飲食習慣是我患病的主因，才短短一個月不可能悉數改善，照理說我的體質還沒有真正好轉。

因此，**若不長期持續良好的飲食，是無法徹底消除癌症復發的可能；稍有不慎，說不定癌症就會再次復發或轉移。**

因此，我必須一直注意飲食，不能以為自己康復了就鬆懈下來。

我決定以一年為限，繼續進行不吃肉、不吃白砂糖、不喝酒、多吃蔬菜的飲食生活。

撰寫飲食日記

我在實行渡部式飲食之餘，還有採用另一個方法，那就是飲食日記。

除了記錄每天起床的體溫、血壓、體重以外，還要詳細記錄自己的糞便狀態、當天的健康情況、食用的菜色、菜色的食材等。糞便的狀態可用布里斯托大便分類法來判斷。

所謂的布里斯托大便分類法（Bristol Stool Scale），是英國布里斯托大學教授希頓（Heaton）和路易斯（Lewis）發明的，這是一種世界通用的「糞便」判斷基準。

他們把糞便的形狀和硬度分為七大種類，藉以客觀判斷糞便的狀況。最近日本的醫院和看護機構也有引進此判斷法。

各位想像一下，自己對醫師說明大便的情況就瞭解了。同樣是排軟便，每個人的形容方式都不一樣，醫師聆聽的感想也有落差。

遇到這種情況，利用布里斯托大便分類法的層級（見次頁圖表），就能明確傳達自身的排便狀況，讓看診過程更加順利。

同時也有利自己確認糞便狀態，做好健康管理。

找出有害身體的食材

一開始我是用研究的心情，記錄這一個月的渡部式飲食到底有沒有效果。記錄持續了一年左右，我發現一件很有趣的事情。人體的健康狀態固然有好有壞，但我發現自己吃下某些東西時，會有好幾天健康狀況不佳。

最初我發現蕎麥麵有問題，而我之所以會發現，主要是我剛好有一段時間沒吃蕎麥麵的關係。

其實我很喜歡吃蕎麥麵，從大學時代以來，我每個禮拜會吃兩次。那一陣

布里斯托大便分類法

這是英國大學在 1997 年所開發，世界通用的「糞便」判斷基準。目前已有不少醫院利用此法問診。

通過消化道的時間：非常慢（大約 100 小時）↔ 非常快（大約 10 小時）

1	塊狀便	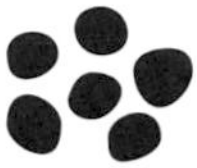	頑硬的小塊狀，如同兔子的糞便。
2	硬便	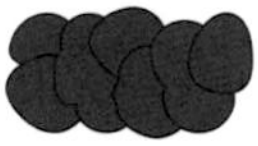	香腸狀的硬便。
3	略硬便		表面有龜裂的香腸狀糞便。
4	普通便	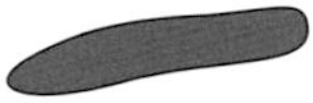	表面平滑的柔軟香腸狀，或是像蛇一樣盤疊的糞便。
5	略軟便	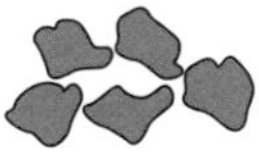	有明顯紋路的半固態軟便。
6	泥狀便	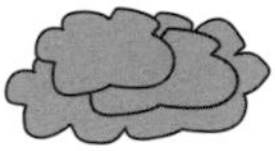	外形鬆散不定的小片糞便或泥狀便。
7	水便	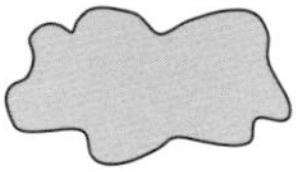	呈水樣，沒有固態物的液體糞便。

1～2：便祕

3～5：正常，尤其 4 最理想。

6～7：腹瀉。若是先排第一種，再排出水便的話，則為便祕。此外，有排便，但依舊有殘便感，也屬於便祕。

理想排便是？ 一坐上馬桶即可順暢排便，形狀跟第 4 種的香蕉狀一樣。

子，我有兩個禮拜沒吃蕎麥麵。

我純粹是沒機會吃而已，並沒有什麼特殊的用意。

事隔兩個禮拜後，我吃了久違的蕎麥麵，內心極為滿足。結果隔天，我的糞便狀況就不大良好了。

起先我也沒想太多，以為只是剛好腸胃不適。可是仔細回想起來，吃下蕎麥麵以後連續幾天糞便狀況不佳的情形，以前也曾經發生過。

我從大學畢業以來，腸胃就不怎麼好。依據布里斯托大便分類法的理想是四，我卻一直是五或六。

這時我的心裡浮現一個假設：會不會是我的體質不適合蕎麥麵？

我很喜歡蕎麥麵，也沒有過敏的問題。

然而，從這個角度來思考，我大學畢業以來每週固定吃兩次蕎麥麵，確實跟我大學畢業以來長期腹瀉有關聯。

開始尋找「不適合自己的食材」

領悟這個道理後，我在吃東西以前會先思考每一樣食材有沒有問題，或者適不適合自己的體質。具體做法是在吃之前先盯著食物，隔一拍以後再來食用。

不可思議的是，我一吃到不適合體質的食材，身體就會有明顯的症狀，例如腹瀉、頭痛、胸悶等。

感到身體不適的時候，我會翻閱過去的飲食日記，尋找同樣症狀發生的時期，對照自己當時是否也有吃到同樣的食材。如果是的話，就代表那樣食材可能不適合我。然後隔幾天再試吃幾次，吃完後要是有同樣的症狀產生，就證明那是不適合我的食材。

我就是用這種方法持續實踐渡部式飲食，同時找出不適合自己體質的東西。

傾聽身體的聲音

遵守三大基本規則是渡部式飲食的第一階段，而尋找不適合自己的食材則是渡部式飲食的第二階段。

傾聽身體的聲音，是找出有害食材的訣竅。前面我提到，吃下不合適的東西身體會產生症狀，其實這個說法不太精確。正確來說長期實踐渡部式飲食，身體會恢復健康，知覺也會變敏銳，有助於我們發現身體的異狀。

我活用飲食日記，製作了一份「不可食用的食材清單」。例如，大蒜就不適合我的體質。大蒜富含植化素，更是位於抗癌食物金字塔上層的健康蔬菜，但我確實不適合。另外，當令的土當歸我以為對身體有益，實際吃下去以後卻產生不適症狀。因此，我發現自己似乎不適合刺激或重口味的東西。

接著，我開始嘗試第一階段不能食用的肉類。結果發現，含有脂肪的部位和雞皮我也不適合食用，但吃紅肉部位，身體就沒有什麼問題。

話雖如此，這是我個人的情況。有些人吃大蒜跟雞皮完全沒問題，反之也有人不能吃紅蘿蔔、南瓜、馬鈴薯，而這些食物我吃起來卻沒有問題。

換言之，每個人都要找出適合自己的飲食法才行。舉例來說，當媒體報導「某項食材具有保健功效」時，大家就會開始爭相食用。可是，不見得所有人都適合，務必小心謹慎。

這世上沒有完美的飲食法或食材，適合大家的東西不見得適合我們自己，請各位務必認清這一點。

即便飲食習慣相同，也不會一樣長壽

假設我們都在某一個村落長大，大家的生活習慣和飲食也一模一樣。有人長壽，也有人早死，那麼到底差異在哪裡？

持續 2 年渡部式飲食的心得

適合我的食材
和不適合我的食材

下面是我為了預防癌症復發，每天記錄的飲食日記。聆聽身體的訊息，分析自己的健康狀況，所得出的飲食心得。

不適合身體的食材

- ✕白砂糖 — 第一階段禁食的白砂糖，第二階段也不能食用，黑糖或甜菜糖等有色糖品就沒問題。
- ✕肉類的油膩部位、雞皮 — 第一階段禁止的肉類（豬肉、牛肉、雞肉），除了油膩的部位和雞皮以外都沒問題。
- ✕洋蔥、蔥 — 生的不行，加熱煮熟的就沒問題。
- ✕番薯、山藥 — 同為薯類，馬鈴薯就沒有問題。
- ✕蘘荷、土當歸 — 刺激性或重口味的蔬菜似乎都不行。

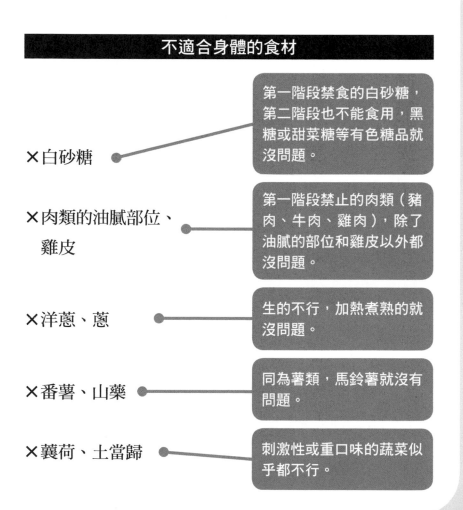

×黑色的菇類（香菇、灰樹花、鴻喜菇、松茸）

金針菇之類的白色菇類就沒問題。

×納豆

納豆以外的大豆製品（豆漿、豆腐、油豆皮）就沒問題。

×蕎麥

拉麵或炒麵之類的中華麵就沒問題。

×米

×大麥

×麵包酵母

×鱉或魚翅之類的膠質食物

×腰果、杏仁、開心果

×紅茶、日本茶

咖啡沒問題，但不可以加方糖。

×啤酒、葡萄酒、麥釀燒酒

第一階段禁止的酒精，改喝波本酒、芋釀燒酒、龍蛇蘭、伏特加就沒問題。

什麼是適合身體的食材？

基本上所有魚類都沒問題，蔬菜除了上述幾種以外，也幾乎沒有問題。我個人最推薦南瓜、紅蘿蔔、高麗菜。

※這是我個人的飲食心得，效果因人而異，不見得適合每一個人。

其實，早死的人可能不適合當地的飲食。

不過，村落只要出現幾個百歲人瑞，人們就會說那裡是長壽地區。然後，當地的食材也會被視為「長壽食物」。

千萬別忘了，吃同樣的東西還是有人早死。

換言之，**所謂「健康食物」是相對的，不是絕對的，也沒有某種「一定」能有效抗癌的食品**。我們必須摸索適合自己的飲食習慣，才能找到最有益自身健康的飲食方式。

酒精也有適合性的問題

關於食材合不合適，我想再多探討一下。

在我實施渡部式飲食第一階段將近一年的時候，我開始會喝一點小酒。

我本來不是很會喝酒，一喝下啤酒或白葡萄酒，隔天身子就會感到不舒服，連日本酒我都不覺得好喝。但交際應酬是免不了的，因此喝啤酒和白葡萄酒的機會也不少，我多少還是要陪別人喝才行。

現在想想，啤酒、白葡萄酒、日本酒也不適合我。最好的證據是，我曾經喝下兩、三杯酒精濃度四、五十度的波本酒，也完全沒有頭痛或宿醉的情形，芋釀燒酒也一樣。

這代表同樣是酒類，也有適不適合體質的問題。喝下去會身體不適，不見得是喝太多或混合飲用的關係，可能是你的體質，不適合這種酒。

至於葡萄酒，我還有一個心得。

以前我去吃義大利料理的時候，菜單上有許多海鮮料理，因此我習慣先點香檳飲用，之後再點白葡萄酒。

不過開動二十分鐘左右，我幾乎都會頭痛。老實說吃起來一點也不開心，因此我不是很喜歡義大利或法國料理。

可是，我後來發現，不是義大利或法國料理的錯，而是香檳和白葡萄酒不適合我的體質。

注意到這點以後，我就避免飲用香檳和白葡萄酒，只點少量的紅酒，或是勉強拜託店家幫我準備波本酒。果不其然，困擾我的頭痛問題就再也沒發生了。

不合體質的食物會傷害腸道

我剛才說日本酒並不好喝，其實在發現癌症的兩年多前，我開始嗜喝日本酒。主因是我到日式料理店吃飯，當中有很豐富的日本酒佳釀。

朋友帶我去的那一家店，號稱可以喝到全日本的日本酒。我也在朋友的推薦下飲用，味道非常不錯。

過去我從不覺得日本酒好喝，所以一喝到美味的日本酒當真吃了一驚。奇怪的是，那時候我也沒有產生頭痛的症狀。

於是，我在各種場合開始飲用日本酒。

可惜日本酒終究不適合我。如今回想起來，我喝完日本酒常有腹瀉或身體不適的毛病。

然而，我卻以為那是暴飲暴食的關係，也沒有太過在意。事實上我以前體型肥胖，飲食量也相當驚人。

這種生活持續下去，最倒楣的就是腸道；腹瀉就是腸道受損的結果。

可是，腸道好歹是免疫器官，受到酒精傷害也會自動修復。當然，這種修復功能只限於年輕的時候才有用。

二十到三十歲時的恢復力較高，腸道受傷也會馬上修復。四十五歲以前，大概要花一兩天才會修復。反正修復的速度快，對身體也沒有不良影響。再者，花一個禮拜時間讓肝臟休息一下，身體就完全恢復了。

四十五歲以後可就不是這麼回事了，這個年紀要花上一個禮拜修復身體。因此就算戒酒一週讓肝臟休息，對腸道來說也等於連續飲酒的狀態，恢復時間並不足夠，造成腸道在修復以前又受傷害的惡性循環。

我想，這就是我免疫力下降和罹患癌症的原因。

仍在摸索適合自己的食材

現在，我仍繼續努力尋找不適合自己的食材，過著忌口的飲食生活。這也是渡部式飲食第二階段的重點：摸索適合自己的食材。

認識我的老朋友都說，虧我有辦法持之以恆，這樣的飲食生活不痛苦嗎？

確實，我沒辦法吃喜歡的蕎麥麵，米飯也跟我的體質不合。但中華麵就沒問題，我不一定要吃碳水化合物，光吃配菜也很滿足。

況且，我會罹患癌症就是長期飲食習慣不佳，導致免疫力下降的關係。對普通人無害的安全食材，對我來說可能是致癌毒物。既然知道是毒物，我就更不應該食用。

現在我才瞭解，自己從小吃的都是不適合體質的東西。自從我用飲食療法消滅癌症，身體似乎也越來越健康了。我衷心感謝癌症讓我有重新反省飲食的機會，避免身體持續惡化。

第二階段的精選菜單

這是營養師配合我的體質，特地製作的渡部式飲食第二階段的菜單。請各位務必參考看看。

●第一天

午餐

- 洋風肉豆腐（牛肉、板豆腐、番茄、小松菜、沙拉油、番茄醬、法式清湯、食鹽、太白粉）
- 白蘿蔔和鮪魚沙拉（白蘿蔔、芽菜、鮪魚罐頭、小黃瓜、美乃滋、牛奶、帕馬森起司、胡椒、檸檬、食鹽）
- 咖哩醃青花菜和花椰菜（青花菜、花椰菜、醋、甜菜糖、食鹽、咖哩粉）

晚餐

・甜烤沙丁魚（沙丁魚、食鹽、酒、太白粉、沙拉油、醬油、甜菜糖、味醂、生薑、芽菜、炒白芝麻、海苔絲）
・燉小松菜和油豆腐（小松菜、油豆腐、白芝麻、柴魚和昆布高湯、味醂、醬油、食鹽）
・涼拌菠菜和海苔（菠菜、海苔、紅蘿蔔、柚子醋）

第二天

午餐

・炒雞肉和旱芹（雞翅根、旱芹、酒、食鹽、太白粉、沙拉油、中華高湯粉、胡椒、檸檬汁）
・蒸青江菜花蛤（花蛤、青江菜、生薑、酒、醋、醬油）

・拌三絲（高麗菜、紅蘿蔔、小黃瓜、冬粉、雞蛋、醬油、醋、甜菜糖、麻油、芥末醬）

晚餐

・白蘿蔔鰤魚鹽麴風味（鰤魚、白蘿蔔、豌豆、生薑、柴魚和昆布高湯、鹽麴）

・冷醃蔬菜（茄子、青椒、紅蘿蔔、牛蒡、沙拉油、柴魚和昆布高湯、醬油、味醂、赤蘇、生薑、白蘿蔔）

・醋醃小黃瓜和章魚（小黃瓜、海帶芽、章魚、生薑、紫蘇、柴魚高湯、醋、醬油、味醂）

第三天

午餐

・炸鯖魚（鯖魚、醬油、酒、生薑、太白粉、獅子唐青椒、檸檬、沙拉油）

・勾芡蕪菁和螃蟹（螃蟹罐頭、蕪菁、蕪菁葉片、鴨兒芹、生薑、柴魚和昆布

高湯、食鹽、淡味醬油、太白粉、沙拉油）

・白菜優格沙拉（白菜、小番茄、加工起司、橄欖油、優格、食鹽、胡椒）

晚餐

・蔬菜蒸餃子（餃子皮、高麗菜、豆芽菜、青江菜、雞絞肉、太白粉、醬油、酒、麻油）

・蠔油拌炒青江菜（青江菜、貢菜、竹筍、櫻花蝦、生薑、沙拉油、蠔油、醬油、酒）

・涼拌醋醃小黃瓜貢菜（貢菜、小黃瓜、小紅蘿蔔、醬油、醋、甜菜糖、雞湯、麻油）

●第四天

午餐

・牛肉蔬菜捲（牛腿肉、紅蘿蔔、茄子、四季豆、太白粉、食鹽、沙拉油、義

大利香醋、醬油、味醂、甜菜糖、奶油、胡椒、食鹽、紅酒）

- 酪梨鮭魚沙拉（酪梨、檸檬汁、小番茄、萵苣、芽菜、鮭魚、醬油、芥末、甜菜糖、橄欖油、醋）
- 牛蒡高麗菜絲（牛蒡、高麗菜、紅蘿蔔、紫蘇、美乃滋、橄欖油、葡萄醋、甜菜糖、食鹽、胡椒）

晚餐

- 勾芡蔬菜白肉魚（鱈魚、高麗菜、豆芽菜、紅蘿蔔、豌豆、太白粉、沙拉油、麻油、食鹽、胡椒、酒、柴魚高湯、醬油、甜菜糖、醋、生薑、香菜）
- 味噌炒茄子和青椒（茄子、青椒、沙拉油、味噌、醬油、甜菜糖、酒、高湯）
- 酸辣菜（小黃瓜、旱芹、高麗菜、食鹽、辣椒、沙拉油、甜菜糖、醋、麻油）

●第五天

午餐

・炒花蛤和蘆筍（花蛤、蘆筍、白菜、雞湯、紹興酒、辣椒絲、食鹽、胡椒）

・棒棒雞（雞胸肉、生薑、萵苣、小黃瓜、番茄、酒、食鹽、胡椒、白芝麻、醬油、甜菜糖、雞湯）

・豆芽菜拌小黃瓜中華沙拉（豆芽菜、小黃瓜、醬油、醋、甜菜糖、麻油、食鹽、胡椒）

晚餐

・鱈魚火鍋（生鱈魚、豆腐、紅蘿蔔、茼蒿、昆布、水、醬油、橘子〈沒有就改用檸檬〉、白蘿蔔）

・涼拌菠菜和小松菜（菠菜、小松菜、豆腐、白芝麻、淡味醬油、味醂、甜菜糖、食鹽）

・燉大豆羊栖菜（大豆、羊栖菜、小松菜、香菇、紅蘿蔔、沙拉油、昆布高湯）

★早餐主要是紅蘿蔔汁、料很多的湯品、水果。

第 3 章

學習與「焦慮」共處，是成功抗癌的關鍵

我用「焦慮控管法」消滅癌症

癌症宣告會引起不安

打從得知罹患癌症的那一刻起，病人和親屬就得面對各式各樣的焦慮。根據某精神科醫師的調查，有兩到四成的人有憂鬱的經驗。有些人甚至還考慮自殺，顯見問題的嚴重性不容忽視。

每個人的狀況不同，面臨的問題也不一而足。但有四大問題是一定會碰到的，而這些問題也會令我們焦慮。分別是「身體問題」、「社會問題」、「人際問題」和「心理問題」。

一、**身體問題**：到底會有多痛苦？多難受？

二、**社會問題**：工作有辦法持續下去嗎？保險或經濟沒問題嗎？兒女的生活該怎麼辦？萬一不幸去世又該如何是好？

三、人際問題：該怎麼告訴公司和親友？該如何跟主治醫師相處？

四、心理問題：有辦法保持心靈平穩嗎？活著還有意義嗎？

安全又沒負擔的抗癌法

誠如前面所述，我認為焦慮傾向強烈或有焦慮症的人，也特別容易罹患癌症，因為焦慮會使免疫機能下降。

在我的觀念裡，主動把自己的身心引導回健康狀態，是最安全又沒負擔的抗癌法，而且任何人都做得到。

換句話說，**控管自己的精神狀態，降低心理的內在焦慮非常重要。**

我個人就用焦慮控管法，成功擊敗了癌症。具體方法是在健走過程中，想像自己攻擊癌細胞的情景：每天走一萬步，每走一步就踩爛一個癌細胞。我的個性急躁又好強，這是非常適合我的攻擊性手段。

話雖如此，這個方法不見得適合每一個人。

個性樂天的人適合「攻擊式健走」

我本身是不太會焦慮的樂天派，光靠健走應該也有辦法對抗癌症。

再者，我是個精神科醫師，比一般人更瞭解控制焦慮和減輕壓力的訣竅，因此我沒必要去依靠別人幫忙。

不過，普通人要獨自戰勝焦慮是很困難的事情。

若不找其他人商量對策，獨自面對我剛才所提到的四大問題，或是自行決定治療方針，這無疑是一大負擔；負擔會成為焦慮，強烈的焦慮很可能會使癌症嚴重惡化。

遇到這種情況，心理諮詢師是值得癌友信賴的對象。

借助心理諮詢的力量

好在我不用找心理諮詢人員，就成功克服焦慮了。

可是一般來說，接受精神科專家的診療和幫助，才是控制焦慮的最佳良方；心理諮詢師在這時候就顯得格外重要了。

首先，來我診所求診的病人，會先接受我這位精神科醫師的診察，再轉藉給適合的心理諮商師。為此，我其中一項最重要的工作，就是思考病人和心理諮詢師的契合度。

我的診所有六位心理諮詢師，大家的經驗都很豐富，不論遇到什麼樣的患者，都能確實發揮自己的專長。

因此，心理諮詢師和患者的個性契合，是雙方迅速建立信賴關係的第一步，所以考量雙方的契合度是非常重要的事情。

決定好心理諮詢師以後，再來患者和心理諮詢師就要共同對抗癌症了，至於對抗癌症的方法也各有不同。

假設患者和心理諮詢師的個性跟我相近，那麼或許就很適合採用我的攻擊式健走。尤其心理諮詢師可以用激勵的方式，破除患者焦慮的心情。例如：告訴患者，對抗癌症全看個人意志力，你絕不會輸給癌症等。

反之，擅長傾聽的心理諮詢師，遇上略微憂鬱的患者，就不該使用激勵的方式，而是要仔細找出患者的焦慮原因為何，尋問患者的意願，慢慢訓練患者掌握正面的思維。

換句話說，**「焦慮控管」沒有一定的方式，每個人必須借助醫師或心理諮詢**

師的力量，尋找適合自身的方法。

成果不明，很可能產生新的焦慮

「焦慮控管」是依靠自己的力量控制精神狀態，降低內在焦慮的方法。基本上要和心理諮詢師商量，並且身體力行。

只是，「焦慮」並非肉眼可見的目標，不像治療傷口一樣有顯而易見的恢復跡象，只能感受無法觸摸。

有時候我們不知道自己有多焦慮，或是自以為控管了內心的焦慮，但在不瞭解是否真有成效的情況下，很可能會產生新的焦慮。

這時，各位不妨就利用我問診時，經常用的ＨＳＤＳ和ＨＳＡＳ檢測量表。

原創「HSDS」和「HSAS」評鑑表

一百三十二頁到一百三十五頁的表格，是神籬式憂鬱量表──HSDS（Himorogi Self-Rating Depression Scale），以及神籬式焦慮量表──HSAS（Himorogi Self-Rating Anxiety Scale）。這兩大量表是我在二〇〇五年所開發的憂鬱症和焦慮症評鑑量表，回答完表格中的所有問題，即可知道憂鬱症和焦慮症的程度。

事實上，漢氏憂鬱量表（Hamilton Depression Rating Scale, HAM-D）是全世界通用的憂鬱症量表，但用起來不太方便，因此在醫療第一線幾乎沒有人使用。不過，在沒有評鑑量表的情況下進行治療，就好比開一台沒有衛星導航的車子一樣，無法抵達完全緩解的目的地。於是我改良漢氏憂鬱量表，製成簡單好用的HSDS（憂鬱量表）和HSAS（焦慮量表）。多虧這兩大量表，我的治療過程更加順利，患者也能輕易確認自身的情況。

ＨＳＤＳ（憂鬱量表）和ＨＳＡＳ（焦慮量表）的可信度和精確度，已在二○一一年的歐美學術雜誌上公開，獲得了世界性的認可。

（※１、※２為ＨＳＤＳ和ＨＳＡＳ的出處）

※1.Chizu Mimura,Mariko Murashige,Toshihiko Oda,Yoshinori.Development and Psychimetric Evaluation of a Japanese Scale to Assess Depression Severity:Himorogi Self-rating Depression Scale. International Journal of Psychiatry in Clinical Practice.2011;Vol.15,No.1:50-55

※2.Chizu Mimura,Miho Nishioka,Noriyuki Sato,Ryoko Hasegawa,Ryu Horikoshi,Yoshinori Watanabe. A Japanese Scale to Assess Anxiety Severity: Development and Psychimetric Evaluation. International Journal of Psychiatry in medicine.2011;Vol.41(1):29-45.

歸納明確數值，量化焦慮症狀

利用ＨＳＤＳ和ＨＳＡＳ量表，將憂鬱症或焦慮症的程度數據化，可以清楚評鑑「焦慮」這種肉眼看不見的精神狀態。這樣一來，就能立刻掌握自己的精神狀態，避免產生新焦慮。

診斷憂鬱症和焦慮症的神籬式量表

■ 神籬式憂鬱量表（HSDS）

生理症狀	❶睡眠障礙	0	跟平常一樣熟睡。
		2	進入被窩馬上睡著，但比平常早一個小時起床。
		4	進入被窩馬上就睡著了，但比平常早兩到三個小時起床。
		6	沒辦法馬上睡著，晚上醒來很多次，比平常早好幾個小時起床。
	❷食欲減退	0	吃什麼東西都覺得很美味，食欲旺盛。
		2	沒什麼食欲，吃東西覺得沒滋味。
		4	沒有食欲，只有攝取水分。
		6	幾乎沒有食欲，一個月減少 5% 以上的體重。
	❸焦慮、焦躁感	0	心情一直很爽朗。
		2	最近偶有焦躁的感覺。
		4	常對一些小事感到憂慮和焦躁。
		6	總是焦躁憂慮，沒辦法靜下來。
	❹全身倦怠	0	精力充沛，沒有疲勞感。
		1	跟以前比起來，最近偶有疲勞的感覺。
		2	最近常有疲勞的感覺。
		3	總是很疲勞，全身充滿無力和虛弱感。
	❺性欲減退	0	跟平常一樣的性愛頻率，性欲相當充足。
		1	跟以前比起來，對性愛的興趣減弱。
		2	最近對性愛的興趣大幅減弱。
		3	對異性和性愛完全沒興趣。

	❻身體各部位	0	身體沒有疼痛感，狀況十分良好。
		1	偶有頭痛、肩痛、腰痛或肌肉痠痛等症狀。
		2	常有頭痛、肩痛、腰痛或肌肉痠痛等症狀。
		3	總是有頭痛、肩痛、腰痛或肌肉痠痛等症狀。
精神狀態	❼抑鬱心情	0	完全不覺得想哭，很有活力。
		1	偶爾因為一點小事而感到難過。
		2	經常因為一點小事而哭泣。
		3	情緒很悲傷，最近總是以淚洗面。
	❽意欲低落	0	精力充沛，每天都很開心。
		1	最近精神有些低落，偶有倦怠的感覺。
		2	精神低落，常有倦怠的感覺，很想好好休息。
		3	完全沒有幹勁，每天都是沒精神的狀態。
	❾思考力降低	0	思緒清晰，有辦法做出判斷。
		1	跟以前比起來，偶有延後做出決定的傾向。
		2	跟以前比起來，有無法集中思緒的傾向，很難做出決定。
		3	完全無法集中思緒，無法自己做出任何決定。
	❿滿意度降低	0	對每天的生活都很滿意。
		1	跟以前比起來，每天不再開心。
		2	最近做什麼都沒有滿意的感覺。
		3	對一切感到不滿，覺得很無趣。

■ 綜合評分

0～9 分：沒問題

10～15 分：極輕度憂鬱

16～20 分：輕度憂鬱

21～30 分：中度憂鬱

31～39 分：重度憂鬱

■ 神籬式焦慮量表（HSAS）

		完全沒有	很少有	偶爾有	經常有
❶心血管	是否有脈搏加快、心律不整、心跳劇烈、胸口煩悶的感覺？	0	2	4	6
❷呼吸器官	是否有呼吸不順、喉嚨不適、難以發聲、常唉聲嘆氣的現象？	0	2	4	6
❸自律神經	是否有口渴、暈眩、耳鳴、眼花、顏面潮紅、發熱、畏寒、麻癢、麻痺、頭痛、盜汗、常跑廁所、生理不順等症狀？	0	2	4	6
❹消化器官	是否有吞嚥不順、胃部不適、反胃、便祕、腹瀉、腹脹等症狀？	0	1	2	3
❺緊張	是否有緊張、躁動、手腳發抖、肩痠、肌肉疲勞、部分痙攣等現象？	0	1	2	3

❻恐懼感	是否有怕暗、怕陌生人、怕人潮、怕孤單、怕巨大物體、怕死的感覺？	0	1	2	3
❼預期焦慮	是否擔心 1～6 的症狀發生？	0	1	2	3
❽睡眠	是否有睡不好、做惡夢的情形？	0	1	2	3
❾疏離感	是否有迷失自我，無法容入周遭環境，對四周人物和風景產生奇妙的感覺？	0	1	2	3
❿焦慮	是否有莫名焦慮、焦躁、擔心天有不測風雲的想法？	0	1	2	3

■ 綜合評分

0～7 分：沒問題

8～15 分：極輕度焦慮

16～20 分：輕度焦慮

21～30 分：中度焦慮

31～39 分：重度焦慮

憂鬱和焦慮的數值越低，代表有成功控管心靈狀態。如此一來，不但可以激勵自己控管焦慮，還能產生更多幹勁。反之，一直處於高分就代表心理或方法有問題，需要跟醫師或心理諮詢師思考解決之道。

HSDS和HSAS的數值，是患者進行「焦慮控管」的重要工具。

另外，還有一樣很方便的東西，請各位務必活用。那就是劃時代的自我診療記錄「心安輔助應用程式」。

方便的「心安輔助應用程式」

過去我一直在思考，能否做一個有助於治療憂鬱症的簡便軟體，而「心安輔助應用程式」就是我開發的網頁服務，能幫助我們確認自己的心理狀態。

這個軟體有幾項功能，其中自我診察功能對「焦慮控管」特別有用。

自我診察是瞭解每日心情變化的依據。也就是利用HSDS和HSAS量表，以選擇題的方式回答二十個問題，跟玩遊戲一樣輕鬆完成自我診察。

完成後得到的數值還會自動化為圖表，可以讓我們隨時隨地確認狀況。

憂鬱症患者最少一個禮拜要測量一次。心安輔助應用程式在最後一次測量完的一個禮拜之後，會發出通知機能，提醒患者再次進行檢查。

此外，若是想控管自己的焦慮，只要患者本人認為有需要，也可以每天檢查。由於每天的情緒都不一樣，因此每天掌握自己的數值狀況是很重要的。

用圖表確認檢查結果

我再來介紹一下心安輔助應用程式的其他功能。

●登錄簡便的「藥物手冊」

心安輔助應用程式的藥物手冊，具有許多方便的機能。首先，把醫療機構開立的處方藥物登錄上去吧！

之後你打開藥物手冊，就會看到過去登錄的藥物。接著選擇某一天的處方，畫面上會顯示你在那一天要服用的藥物，正確的服用時間是什麼時候。另外還有通知服藥的響鈴機能，以免患者忘記服藥。

藥物登錄手續也很簡單，從一萬八千件以上的藥品事典搜索和選取就行了。至於用藥的多寡，還能配合自我診察的結果一起觀看。

●能用圖表確認的「觀察紀錄」

自我診察和藥物手冊的連動圖表，能幫助我們輕易瞭解心理狀態和藥物變化。圖表有分「憂鬱」、「焦慮」、「劑量」和「心安輔助應用程式之中的你」這四種。

「憂鬱」、「焦慮」、「劑量」三者，是自我診察和藥物手冊的劑量一同顯示的圖表。選擇不同的項目，該項目的曲線圖會變得特別明顯。順帶一提，劑量不是你實際服用的藥片數量，而是你服用的藥物種類數量。

iOS版的心安輔助應用程式，請從iTunes App Store下載，Android版的請從Play Store下載，這都是免費的軟體，請務必妥善利用。

（編按：此APP日文名稱為「アンーサポ」，但由於該軟體只提供日本地區下載，台灣讀者可參考用心快樂社會企業和董氏基金會合作開發的「DS憂鬱情緒檢測」；或直接定期使用書中的HSDS和HSAS表格，自我量化焦慮，控管心靈。）

適合癌症患者的「西蒙頓療法」

專為癌友和家屬設計的心理療法

各位，你們聽過西蒙頓療法嗎？

所謂的西蒙頓療法，是美國醫師卡爾・西蒙頓博士，專為癌症患者和其家屬開發的心理療法。

我從以前就聽過西蒙頓療法，直到自己罹患癌症才開始研究，並具體深入瞭解那是什麼治療方式。

以下是非營利法人西蒙頓療法協會的官網（http://simontonjapan.com/），所摘錄的西蒙頓療法介紹：

西蒙頓療法是美國放射線腫瘤醫師兼心理社會腫瘤醫師，卡爾・西蒙頓博士（O. CARL SIMONTON, M.D.）專為癌症患者和家屬（或支援者）開發的心理療法。近年來，凡事因壓力產生的各種疾病，都有提供西蒙頓療法的療程。

在美國，西蒙頓博士是學會認證的放射線腫瘤醫師，活躍於癌症治療的最前線。隨著治療患者的臨床經驗增加，他發現一個矛盾的問題。採用同樣的診斷和治療方式，有些患者就能發揮成效，重拾健康，但有些患者卻完全無效，面臨死亡。

西蒙頓博士體認到，患者的精神和心理狀態，乃至於他們的生活態度，都會影響疾病發展和治療過程。對於人生和治療充滿希望的患者，比起心生絕望的患者，雙方的恢復力有極大的差異。於是他開始研究癌症與心理的關係，也證實了這個理論。

近代各式各樣的科學研究告訴我們，精神、心理、感情層面對人類的免疫機能有極大的影響。可惜在標準的醫療現場，這些有效的方法沒有受到正規的採納，甚至被嚴重忽視。

光是緩和或治癒症狀是不夠的，身心靈三者也得恢復健全才行。也就是整個人必須恢復健全的狀態，我們才有辦法獲得真正的健康。

西蒙頓博士開發療程，試圖矯治現代醫學的盲點，他在癌症治療的領域上活躍了將近四十年。

過去西蒙頓療法被當成「癌症的觀想療法」，其實觀想療法只是療程的其中一環，裡面包含了多元、全面、有體系的健康療程。為求療程更加充實洗練，後來也陸續改良修正。

過去西蒙頓療法主要提供於歐美各國，日本直到二〇〇三年設立相關非營利法人後，才得以提供定期的療程。

二〇〇七年起，該療法被納入文部科學省的「癌症專家養成計畫」之中，醫學及護理大學也終於召開了相關的研討會和課程。

二〇〇八年和「地區癌症診療據點醫院」互相合作，提供專業的諮詢服務，並且召開患者之間的交流會。全國公私立的醫學院、護理學院，還有癌症治療中心也有召開講座。

唯有卡爾・西蒙頓博士認可的機構（日本只有非營利法人機構），才能提供正式的西蒙頓療法訓練，沒有獲得認證的醫療人員，依相關規定不得施行此法。

西蒙頓療法和「神籬式」的差異

瞭解西蒙頓療法之後，我發現自己實行的焦慮控管，和西蒙頓療法有異曲同工之處，當然也有差異很大的地方。

為了方便比較，我把自己實行的方法稱為「神籬式」好了。

西蒙頓療法和「神籬式」，都認為患者本人的意志會對療效產生重大影響。雙方也同意去除焦慮，幫助患者過上積極正面的生活，其中，最大的差異是雙方的態度。

西蒙頓療法講求要先接受癌症，所謂的「接受」，大概是要當成命運接受的意思吧！

換句話說，也就是以豁達的態度，接受自己罹患癌症的事實。然後把罹患癌症，視為自我反思和自我探求的契機，因此也不排斥藥物和放射線治療。憑自身判斷才是重點，至於要不要接受藥物或放射治療都無所謂。

由於講求的是「接受」，所以不贊成否定疾病或對抗癌症。

這一點跟我的「神籬式」不太一樣。神籬式講求積極去除焦慮，最好是拼命戰勝癌症、縮小癌症的病灶。

神籬式的態度非常具有攻擊性，我本身不想接受藥物和放射治療，才實行

「神籬式」的心理療法。

跟西蒙頓療法比起來，也可以說神籬式並不贊成藥物和放射線治療。

我並沒有說誰對誰錯，純粹是「神籬式」剛好符合我的性格罷了。各位不妨嘗試看看什麼方法適合自己。

話雖如此，這兩種都是藉由激勵心靈，提升免疫力的治療方法。

害怕死亡，是引發焦慮的源頭

從我發現癌症以後又過了半年以上，也就是我已經戰勝癌症後，才開始真正學習西蒙頓療法。好友推薦我去參加療程，我就抱著預防復發的心情去了。

正式接受西蒙頓療法的其中一個方法，是參加留宿六天的研修型療程。參加者必須住進大自然裡的設施，每天進行各式各樣的療程。

參加療程對我來說是很新鮮的體驗，無論從患者或精神科醫師的角度來看，都帶給我不少的收穫。

其中最令我印象深刻的，是面對死亡的方法。

西蒙頓療法有一個療程稱為「死亡冥想」，簡單說就是接受死亡的療程。

起先我不太能夠理解，為什麼要讓死期將近的癌末患者，想像自己的死亡過程。不過，實際體驗過以後我發現，**害怕死亡是引發焦慮的最大因素，接受死亡反而能激勵心靈，提升我們的免疫力**。瞭解這點後，我才領悟到「坦然面對死亡」，為什麼在抗癌過程中這麼重要了。

實行焦慮控管的關鍵，在於去除對死亡的恐懼。現在我相信，在早期去除對死亡的恐懼，就能更有效地提升免疫力，對我們的治療方針也大有影響。

然而，我對自己感到不可思議：為什麼我之前都沒有產生死亡的恐懼呢？

對我來說死亡是很遙遠的事情，我並沒有什麼切身的體會。另外，我沒有自覺症狀，因此也不會害怕死亡；這些才是我幾乎不感到恐懼的原因。

理由我也不清楚，總之當我聽到自己罹患癌症，也不覺得「死亡」逼近我了；或許這也與天生的個性有關。

「接受他人鼓勵」能強化心靈

所有努力對抗癌症的病友，有件事請你們務必體驗一下。我曾經在針灸按摩院，受到治療師的鼓舞；我希望各位也有類似的體驗。

當初治療師告訴我，癌症並非絕症，給予我非常大的鼓勵。

那句話彷彿在說，用自己的方式放手一搏，絕對可以擊敗癌症一樣。那種全身充滿幹勁的感覺，我到現在都還記憶猶新。

原先的鬱悶和焦慮也蕩然無存，心情變得十分爽快。

儘管沒有學理依據，但這種體驗會強化一個人的心靈。

話說回來，這也不是想體驗就體驗得到的。但在心理諮詢或是參加西蒙頓療法的過程中，或許會有打動我們的金玉良言。我也希望自己有這份能力幫助病患。因此，我決定在日本推廣西蒙頓療法。

成為提供西蒙頓療法的診所

想要接受西蒙頓療法，除了參加我體驗過的研修型留宿療程以外，還可以拜託合格的諮詢專家提供治療。

我的診所有六位諮詢師，其中也有人受過正式的西蒙頓療法訓練。她在我罹患癌症以前，就來我的診所上班了。

當時，一位資深的心理諮詢師離職，我在召募新人時，朋友介紹她來我的診所工作。

她有實施西蒙頓療法的資格，但我的診所業務以精神科為主，癌症患者並不多，她也不太有機會發揮這項專長。

據說她個人也有在診所之外接收患者，替患者進行心理諮詢的服務。

這一次我罹患癌症，有了重新瞭解西蒙頓療法的機會，因此我決定把西蒙頓療法活用在今後的治療當中。這下子她總算有機會發揮所長了。

話說回來，人與人之間的邂逅真是太不可思議了。她在我還沒罹患癌症的時期前來，沒想到幾年以後，她的能力竟然成了無比貴重的存在。

她是精神科的資深心理諮詢師，未來必定會活用西蒙頓療法的技術，替我的診所貢獻一己之力吧！

未來，我希望自己的診所可以提供西蒙頓療法，幫助更多癌友和患者家屬。

—結語—

我的現況，以及我追求的癌症治療

持續兩年的抗癌生活

自從我發現癌症以來，已過了大約兩年的時間。我依然持續著渡部式飲食、焦慮控管，還有健走。

首先，我把不適合自己的食物視為「毒」，反之則視為「藥」。我時時刻刻傾聽身體發出的訊息，調整自己的飲食生活。飲食日記我也有持續記錄，並盡量減少生活中會引發焦慮的因素，努力過著開朗又沒有壓力的生活。

唯一改變的是健走方式，過去我實行的是攻擊式健走，每天行走一萬步，在過程中觀想癌細胞毀滅。現在則是為了消除壓力和身心健康而走，跟以前比起來，我健走的心情更加從容了。有時候忙到沒時間健走，身體難免會變差；在無法健走的情況下，我會要求自己每週或每月盡量達到平均一萬步就好，以免帶給自己太大的壓力。多虧我持續「抗癌生活」，兩年來我接受了三次健康檢查，癌症都沒有復發。

久違數十年的「清爽狀態」

在罹患癌症以前，我以為自己非常健康。其實我的身材肥胖，每年還會感冒兩次左右。但這也不是多特別的事情，並不是什麼大病或頑痾痼疾，我平日精力充沛，幾乎沒有什麼問題。

可是，這次罹患癌症，我開始重新反思自己的生活方式，過上「抗癌」的健康生活。這段日子我終於發現，真正良好的狀態，到底是怎麼一回事。

一言**以蔽之**，**就是「清爽無比」的狀態**。具體來說是睡得好、有食欲、也沒有腰痠背痛等不適症狀，內心不會感到緊張或焦慮，ＨＳＡＳ和ＨＳＤＳ的分數都在十以下。就算稍微疲勞一點，也是一種舒適的疲勞感，很快就會恢復元氣。就好比在高原深呼吸，感受清爽的涼風撫慰身體一樣。我這才知道什麼是真正的「清爽」和健康。

回過頭來想想，我大學畢業就沒有那樣的感覺了。我在就讀大學時，常和朋友一起踢足球痛快流汗，踢完大家一起去澡堂泡澡；那種舒服的感受很接近現在的「清爽狀態」。

各位又是如何呢？你們假日是不是整天無所事事，只想要好好補眠呢？你們有沒有身體倦怠，或頭腦不清醒的症狀呢？有這些症狀的人，也許你的身體並不健康，只是還未自覺而已。

過去我一直處於慢性疲勞的狀態，並沒有發現這種感覺。以我個人來說，體重從九十二公斤減到七十七公斤，消除代謝症候群也是恢復健康的一大關鍵。我持續「抗癌生活」，隨著體重降低，我也開始感受到真正的健康狀態是什麼。

另一個變化是記憶力，我的記憶力變得比以前更好了。本來我的記憶力就不差，但跟全盛期比起來退步不少。然而，自從身體恢復健康後，我也重拾優秀的記憶力了；這是很值得高興的額外成果。

我每天都感受到自己有多麼健康。有一本書說，一年感冒三次算是標準的健康狀態，我實行抗癌生活以後，從來就沒有感冒過。感冒終究是免疫力降低的證據，真正健康的人是不會感冒的。

宣揚焦慮控管的抗癌方法

如今我的目標，是把擊敗肺癌的實績活用在治療上。過去，也有癌症患者前來我的診所尋求幫助，而且，主要都是罹患癌症後併發的憂鬱或焦慮症。

未來，我打算善用自己的抗癌經驗，告訴他們具體的抗癌方法。我要治療的不光是併發的精神疾病，還有癌症本身。

我追求的癌症治療

一、在診所附設照護中心。我想請當中的營養師幫忙患者實踐渡部式飲食，也就是讓患者寫下飲食日記，和營養師討論個人的營養攝取事宜。

二、至於焦慮控管，我想教導患者攻擊式健走。但我使用的方法，比較適合我這種積極又略微好強的人，其他人可能較不適合。遇到這類患者該如何是好，患者又該如何面對癌症，這就要找心理諮詢師來共商對策了。

三、大多數的癌症患者精神面特別脆弱，可能需要某種程度的治療藥物或營養補充劑。除了有治療的意義以外，還能帶給患者「他們正在用藥」的安心感。現在，有一些藥物和補充劑是我很感興趣的。

❶**保疾伏**：這是二〇一四年七月核可的藥物。這種免疫治療藥物，能提高

患者本身攻擊癌細胞的功能，也就是提升免疫機能。同時也是改變癌症研究和治療的革命性藥物。

❷紫蘇補充劑：這是我目前開發的補充劑，以紫蘇為原料。紫蘇自古以來便是漢方藥，有助解除患者的焦慮。

這些藥物和補充劑，搭配渡部式飲食和健走法，說不定會有更高的治療效果。只是，長期服用藥物反而會有不良影響，綜合療法說不定也會降低或抵消治療效果。需要解決的課題還很多，但我相信這對癌症治療很有貢獻。

四、在我的診所，有些心理諮詢師具有西蒙頓療法的資格。我想把自己的診所打造成「提供西蒙頓療法的診所」，在癌症治療上付出一份心力。

五、除此之外，我打算和患者商量療程，合併使用乳酸菌補充劑、針灸、運動（瑜伽）等方法，替每一位患者量身打造適合他們的癌症治療法。

深得我心的癌症名作

最近我看到了一本好書，那是帕特利・奎林撰寫的《營養療法克服癌症》（日本中央藝術出版社）。這是全美國認可的癌症營養療法權威，帕特利・奎林博士所撰寫《*Beating Cancer with Nutrition*》的翻譯本。

過去「切（手術）」、「燒（放射線）」、「服（用藥）」幾乎成了癌症治療的代名詞，作者舉出各式各樣的例子，**證明飲食療法和營養療法這一類的替代療法，才是最值得用來預防和治療癌症的手段**。我一看到這本書，就覺得自己遇到了知音。只是，這本書是在一九九六年發行的，年代稍微有點久遠。我試著調查了一下，想看看有沒有最新的版本，結果讓我找到英文版的新版本。

最新的《*Beating Cancer with Nutrition*》內容，基本上和日文翻譯版的差不多。但作者在開頭歸納了重點，好讓那些沒體力看完整本書的重症患者掌握大綱。這幾頁是由二十一條項目組成的，讀了以後幾乎就能瞭解本書的內容。

●《*Beating Cancer with Nutrition*》，帕特利・奎林（Patrick Quillin）著——獻給無法讀完整本書的重症患者，如何度過二十一天的方法

第一天：希望、樂觀主義、奮鬥精神

- 不要在意癌細胞，將注意力集中在健康上。
- 感謝的心情，是治療身心的香精。

第二天：知識、選擇、收集資訊

- 目前的主治醫師不見得是最棒的。
- 先自己收集資訊，增加治療的選項。

第三天：營養的加乘效果

- 在正確的時機，以良好的比例攝取正確的營養，身體就會變成抗癌機器。

第四天：斷絕癌症的能量

• 癌症是靠糖分成長的，控制糖分攝取，能減緩癌細胞成長。

第五天：避免營養失調

• 有四成以上的癌症患者死於營養失調，而非癌症。

第六天：營養＋藥劑＝病況改善

• 化療或放射線，對其他健康細胞並不好。
• 身體的營養均衡，對付癌症的化療效果也比較好。

第七天：強化免疫系統

• 平常多吃點東西，服用高品質的營養補充劑，降低心理壓力。
• 想像自己的免疫細胞跟鯊魚一樣吞噬癌細胞。
• 進行排毒。

第八天：利用自然食品的治癒能力

- 盡量攝取沒有加工調理的食材。
- 盡量多吃顏色鮮艷的蔬菜。

第九天：調製營養又美味的菜色

- 以新鮮簡素的食材，搭配健康的調味方法，在短時間內做出美味的料理。

第十天：有療效的草藥

- 荷花、紫錐花、金印草等植物，有幫助患者康復的功效。

第十一天：健康的油脂

- 必要脂肪經常不足。
- 魚油、琉璃苣油、月見草油、亞麻仁油有抗癌效果。

第十二天：礦物質很重要

- 購買富含鈣、鎂、鉻、硒的補充劑，順便吃一點昆布。

第十三天：維他命很重要

・購買綜合維他命，順便買一些維他命C或綠茶膠囊。

第十四天：調理好腸內環境

・攝取大量食物纖維，不要攝取白砂糖。
・多喝乾淨的水。
・每天食用優格，或服用益生菌補充劑。
・確認是否有每天排便。

第十五天：大量飲用乾淨的水

・所有生命都含有水分，慢性脫水會引發皮膚皺紋、集中力下降、便祕、頻繁感染，最終可能會導致癌症。

第十六天：腹式呼吸

・健康的細胞好氧，更需要氧氣；癌細胞討厭含氧量豐富的細胞組織。
・稍微運動一下，例如做瑜伽。

第十七天：改變根本因素

・化療和放射線或許能暫時減輕腫瘤的負擔，但無法改變疾病的根本因素。不改善根本因素，癌症就有可能再次復發。

第十八天：癌症是感染症

・有報告指出，幽門螺旋桿菌會引起胃癌，感染肝炎也有可能引發肝癌；有必要的話最好接受檢查。

第十九天：消除癌症造成的症狀

・反胃、憂鬱、失眠、便祕、腹瀉、貧血、衰弱、疲勞、疼痛皆屬癌症常見的副作用。

- 對症治療和自然療法，可減輕這些痛苦。
- 痛苦和不快會產生壓力，造成免疫力下降，引發最壞的結果。
- 如何控制痛苦，對癌症患者來說非常重要。

第二十天：選擇性減輕腫瘤的負擔

- 過去的治療都是清除腫瘤周圍的細胞組織，但這樣不見得會提升回復率或生活品質。
- 尋找擅長摘除腫瘤的醫師，重點是摘除恰當的分量就好。

第二十一天：久病成良醫

- 得知自己罹患癌症後，你究竟學到了什麼？你看待事物的輕重緩急是否改變了？你有沒有從不同的角度來看待人生？你是否比以前更加感謝光陰和朋友？如果是的話，你的方向就是正確的，請尊重自己的身體吧！

各位覺得如何呢？我在閱讀這段文章時內心非常激動。因為那就是我想表達的東西，也是我亟欲嘗試的方法。當然，文章和我的觀念是有相異之處，但也八九不離十了；我深信自己的治療方針，還有未來的目標是正確無誤的。

我跟癌症的戰鬥尚未結束，我也不敢輕忽大意。不過對我來說，癌症已經不是可怕的疾病了，而是能夠獨力消除的「小小疾病」。

渡部芳德

■ 附錄 ■

消滅癌細胞的「渡部式食譜」

渡部式飲食主要分為兩大階段，第一階段是所有人共通的，第二階段則是依照每個人不同症狀，有所調整。現在我先介紹第一階段的推薦菜單。各位可以多煮一些湯品或常備菜，盡可能每餐都食用吧！

「渡部式飲食」的基本步驟

Step1

1. 不能吃肉。
2. 不能食用白砂糖。
3. 要多吃蔬菜。

Step2

評估哪些食材不適合自己。

基本抗癌果汁

紅蘿蔔橘子綜合果汁

蔬菜之王紅蘿蔔製成的果菜汁，是飲食療法的基本之道，請務必每天飲用一次，以提高身體免疫力。

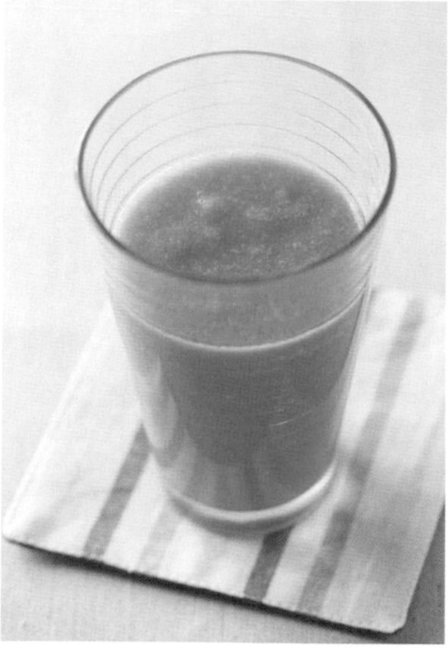

材料（1 人份）

紅蘿蔔…1 / 2 根
橘子…1 / 2 顆
檸檬汁…1 小匙

作法

❶ 紅蘿蔔去皮，橘子去皮去籽，分別切成一口大小。
❷ 將步驟 ❶ 的紅蘿蔔和橘子，以及檸檬汁和 50ml 的水放入調理機中攪拌均勻，即完成。

Point

若沒有新鮮的橘子，也可以用 100% 的橘子汁代替。但是果汁的含糖量較高，小心不要喝太多。

消滅癌症的絕佳飲品

紅蘿蔔蘋果豆漿

豆漿是很好的抗癌食材。這一道果汁的味道十分溫潤，不喜歡紅蘿蔔的人也能輕易入口。

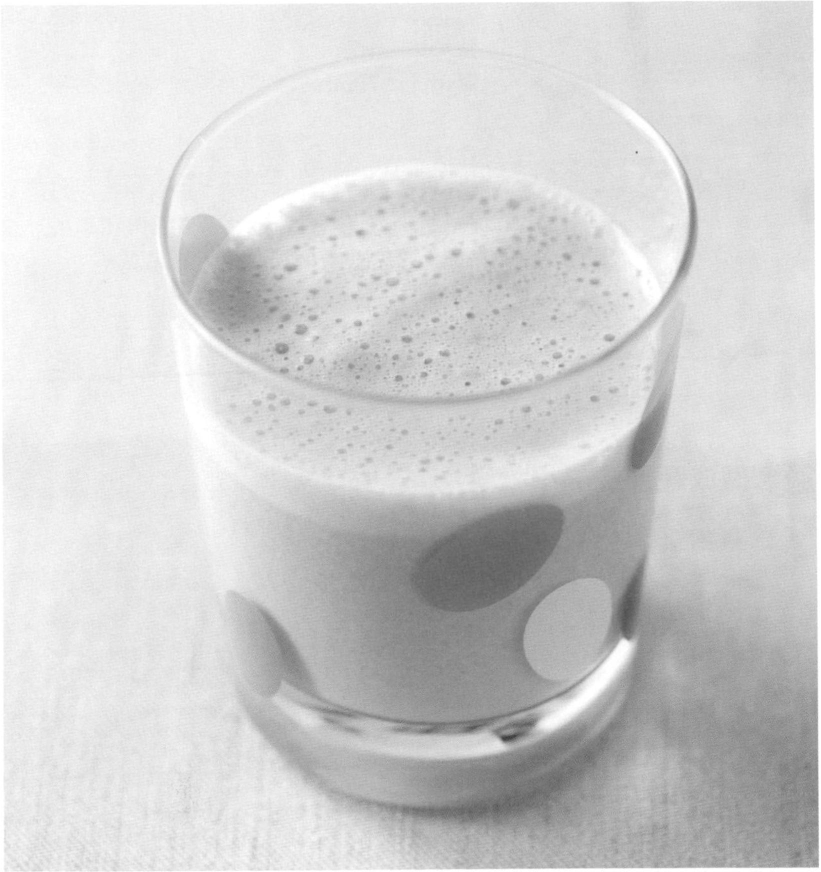

材料（1 人份）

紅蘿蔔…1／4 根
蘋果…1／4 顆
無調整無糖豆漿…100ml

作法

❶ 紅蘿蔔和蘋果去皮，切成一口的大小。
❷ 將步驟 ❶ 的紅蘿蔔、蘋果和豆漿放入調理機中攪拌均勻，即完成。

Point

請選用有機大豆製成的無調整無糖豆漿。

富含維他命 C 的抗癌果汁

青花菜奇異果綜合果汁

青花菜和奇異果有豐富的維他命 C，皆具有提高免疫力和抗癌的功效。

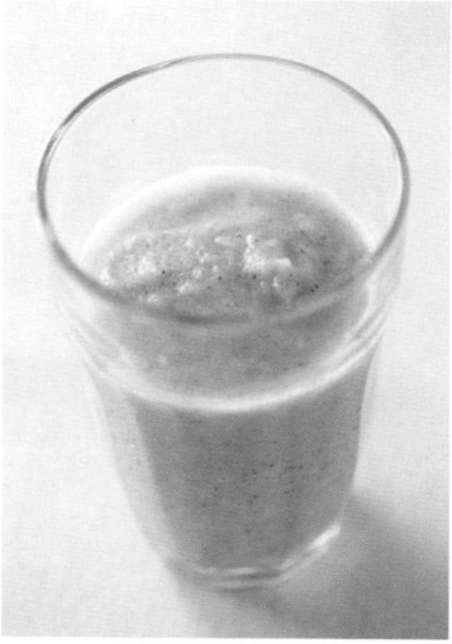

材料（1 人份）

青花菜…50g
奇異果…1 顆
蘋果汁…70ml

作法

❶ 用微波爐加熱青花菜；奇異果去皮備用。
❷ 將步驟 ❶ 的青花菜、奇異果和蘋果汁放入調理機中攪拌均勻，即完成。

Point

奇異果請選擇較成熟的，味道會比較好一點，喝起來會比較順口。

適合做成蔬果汁的小松菜

小松菜酪梨綜合果汁

小松菜的味道平順，是很適合做成蔬果汁的葉菜類。搭配酪梨，就是一杯黏稠可口的「青汁」了。

材料（1 人份）

小松菜…50g
酪梨…1 / 4 顆
橘子汁…100ml

作法

❶ 酪梨去皮去籽；小松菜洗乾淨備用。
❷ 將步驟 ❶ 的小松菜、酪梨和橘子汁放入調理機中攪拌均勻，即完成。

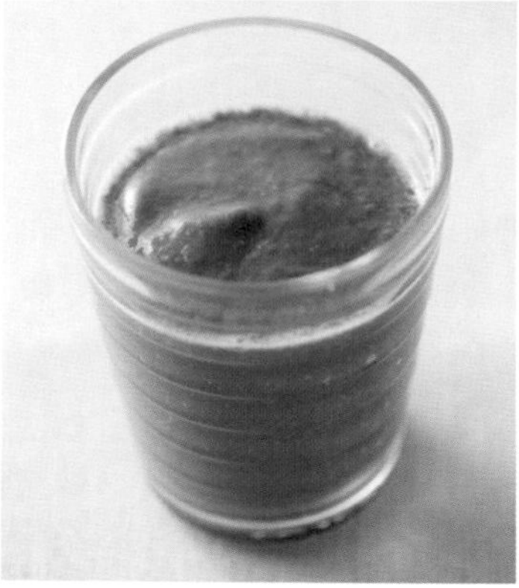

Point

除了小松菜，青江菜、高麗菜、芹菜、大白菜也不錯；至於韭菜、茄子、牛蒡這一類口味或味道較重的蔬菜，就比較不適合打成蔬果汁飲用。

富含大量抗癌蔬菜

法式火鍋湯

抗癌第一階段需要每天食用大量的蔬菜，所以豐富的蔬菜湯是不可或缺的料理。每餐飲用蔬菜湯，就能大幅提升蔬菜的攝取量。

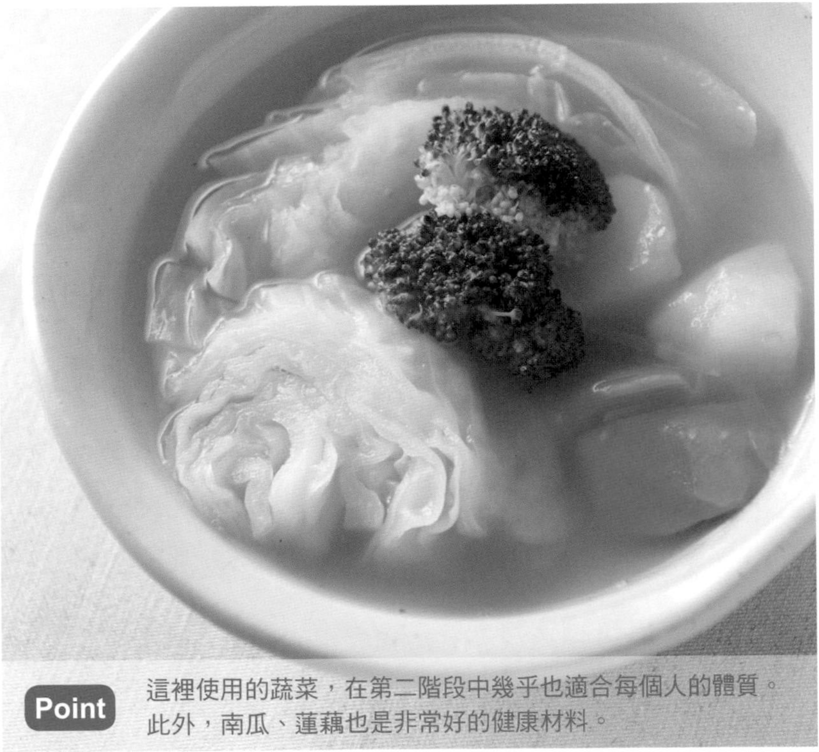

Point 這裡使用的蔬菜，在第二階段中幾乎也適合每個人的體質。此外，南瓜、蓮藕也是非常好的健康材料。

材料（4 人份）

馬鈴薯…2 顆
紅蘿蔔…2 根
洋蔥…1 顆
高麗菜…1 / 4 顆
青花菜…1 / 4 顆
沙拉油…1 大匙
法式清湯塊…2 塊
鹽、胡椒…適量

作法

❶ 馬鈴薯與紅蘿蔔切成一口的大小；洋蔥與高麗菜切成塊狀；青花菜撕成小朵。

❷ 倒入沙拉油熱鍋，放入紅蘿蔔、馬鈴薯、洋蔥翻炒。

❸ 待洋蔥炒至變透明色之後，加入 2 公升的水、法式清湯塊、高麗菜，以小火悶煮 1 小時左右。

❹ 加入青花菜熬煮至軟爛，最後灑上鹽和胡椒調味，即完成。

大量攝取維他命 C 的好方法

毛豆冷濃湯

大豆是非常好的抗癌食材，在青澀時期採收的毛豆更有豐富的維他命 C，抗癌功效不可小覷。

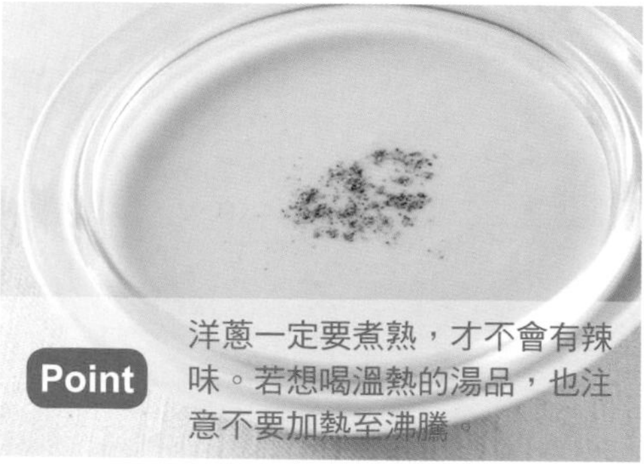

Point 洋蔥一定要煮熟，才不會有辣味。若想喝溫熱的湯品，也注意不要加熱至沸騰。

材料（4 人份）

冷凍毛豆…150g
（解凍後去皮的狀態）
馬鈴薯…1 顆
洋蔥…1 / 4 顆
奶油…10g
無調整無糖豆漿…250ml
鮮奶油…4 大匙
鹽…1 / 2 小匙
黑胡椒…少許

作法

❶ 馬鈴薯切塊；洋蔥切絲。
❷ 把步驟 ❶ 食材和 250ml 的水放入鍋中，以小火悶煮至蔬菜變軟，再加入毛豆熬煮 2～3 分鐘，最後放入奶油關火。
❸ 加入豆漿和鮮奶油，攪拌至濃稠狀態後放至冷卻。
❹ 放入器皿之中，以少許鹽巴調味，食用前灑上黑胡椒，即可享用。

一次攝取雙重抗癌食材

豆漿蔬菜湯

在平時飲用的味噌湯中加入豆漿，就完成一碗同時擁有豐富蔬菜和大豆的抗癌好湯。

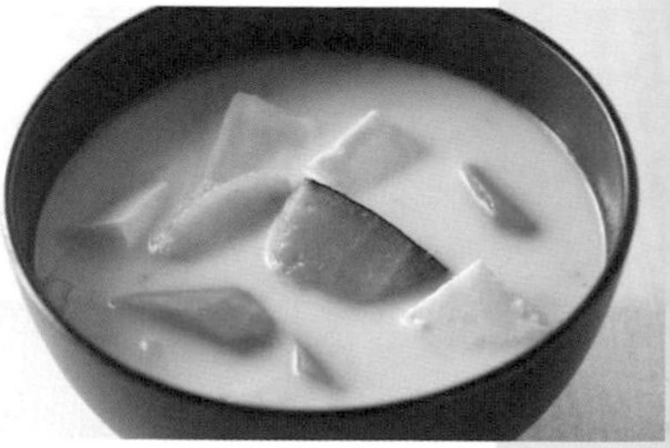

材料（4 人份）

紅蘿蔔…90g
南瓜…80g
白菜…1 / 8 顆
牛蒡…30g
板豆腐…1 / 2 塊
麻油…適量
高湯…500ml
味噌…3 大匙
無調整無糖豆漿…200ml

作法

❶ 紅蘿蔔和南瓜切成小塊；白菜切成大段；牛蒡斜切成段；豆腐切成一口大小。
❷ 麻油倒入鍋中加熱，快炒步驟 ❶ 的各類蔬菜，再加入高湯；待所有食材煮熟，再加入豆腐。
❸ 融入味噌調味，最後倒入豆漿充分攪拌均勻，即完成。

荏胡麻油是抗癌好油！

白蘿蔔小公魚沙拉

使用荏胡麻油製成沙拉醬，其含有抗癌功效極佳的 α-亞麻酸。α-亞麻酸屬於 Omega-3 脂肪酸，有益人體健康。

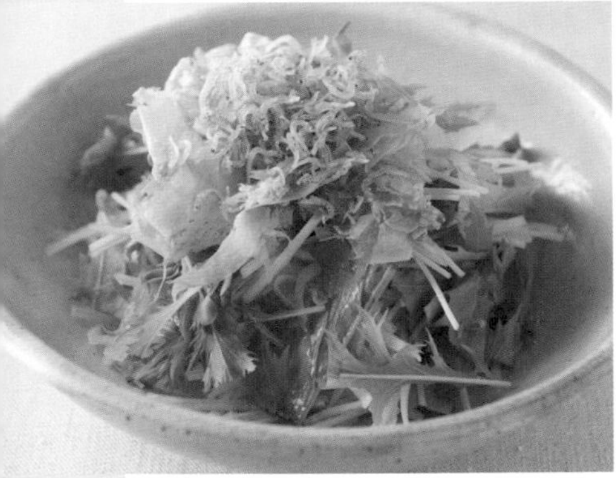

材料（4 人份）

白蘿蔔…1 / 4 根
水菜…1 / 2 把
芽菜…1 / 4 包
小公魚…40g
麻油…1 小匙
柴魚片…8g
A
- 醬油…3 大匙
- 醋…1 大匙
- 荏胡麻油…1 大匙
- 檸檬汁…1 小匙

Point

富含α-亞麻酸的油料，除了荏胡麻油外，還有亞麻仁油、紫蘇油等。這些東西加熱後容易氧化，因此最好做成醬料生吃。

作法

❶ 白蘿蔔去皮切絲，泡水後瀝乾；水菜切成 5 公分長；芽菜切掉根部。
❷ 麻油倒入鍋中加熱，將小公魚炒至酥脆。
❸ 將步驟 ❶ 的食材放入器皿，淋上攪拌均勻的 Ⓐ 醬汁，再放入柴魚片和步驟 ❷ 的食材，即完成。

抗癌功效第一名的高麗菜和紅蘿蔔

高麗菜＆紅蘿蔔醃菜

高麗菜和紅蘿蔔是最佳的防癌食品，請務必每天積極攝取。

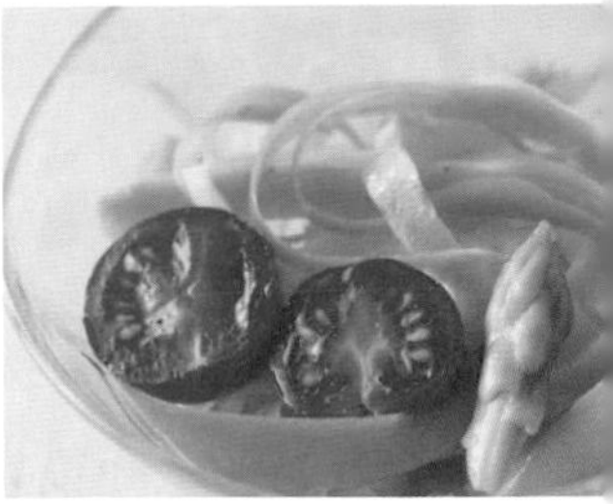

材料（2 人份）

高麗菜…80g
紅蘿蔔…40g
小番茄…5 顆
蘆筍…2 根
A
- 醋…4 大匙
- 橄欖油…2 大匙
- 甜菜糖…4 小匙
- 鹽、胡椒、乾燥香芹…各少許

作法

❶ 高麗菜切絲，但不用切得太細；紅蘿蔔去皮後，用削皮器削成薄片。兩者各自抹上少許的鹽，放置 5 分鐘去除水分；小番茄對半切；蘆筍煮熟後切成斜段。
❷ 將 Ⓐ 醬料放入碗中攪拌，再放入步驟 ❶ 的食材攪拌均勻，完成後置於冰箱靜置入味。

富含異黃酮，有效降低罹患乳癌的風險

豆皮拌三色蔬菜

大豆製品有極佳的抗氧化和抗癌作用。此外，大豆異黃酮也有降低罹患乳癌風險的效果。

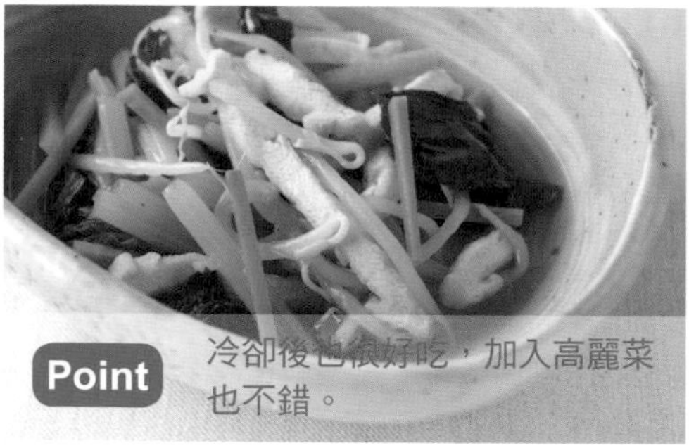
Point
冷卻後也很好吃，加入高麗菜也不錯。

材料（4 人份）

小松菜…1 把
紅蘿蔔…中型的 2 / 3 根
豆芽菜…1 / 2 袋
豆皮…1 片
A
高湯…400ml
淡味醬油…1 大匙
酒…2 小匙
鹽…1 小撮

作法

❶ 小松菜切成 5 公分長；紅蘿蔔切成 4 公分的長方形；豆芽菜稍微汆燙，去除土味；豆皮泡水去油，再切成細片。
❷ 將 Ⓐ 醬料倒入鍋中加熱，先放入蘿蔔煮至微熟，再放入小松菜、豆芽菜、豆皮，將所有材料煮熟即完成。

鯖魚含有能殺死癌細胞的 DHA 和 EPA

味噌蔬菜鯖魚鬆

鯖魚含有能殺死癌細胞的 DHA 和 EPA，搭配抗癌功效奇佳的黃綠色蔬菜，無疑是最強的抗癌常備菜。

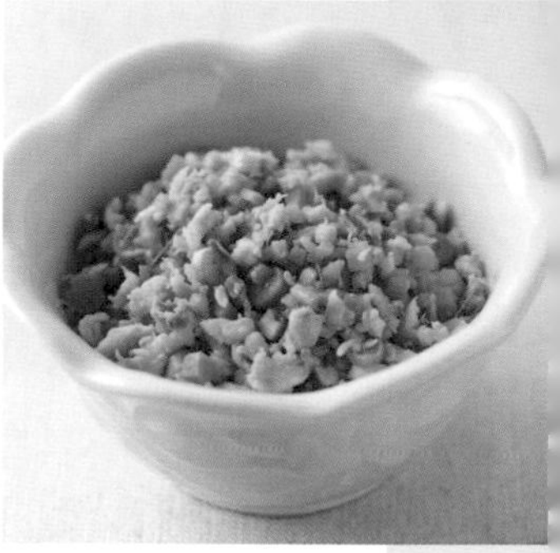

材料（4 人份）

鯖魚（去骨）…2 塊
紅蘿蔔…中型的 1 / 4 根（25g）
牛蒡…小型的 1 / 6 根（15g）
四季豆…4 條（15g）
生薑絲…1 片的分量（10g）
酒…2 大匙
味噌…1 小匙
醬油…2 小匙
炒過的白芝麻…1 / 2 小匙

作法

❶ 用湯匙刮下鯖魚肉，這道菜不用魚皮。
❷ 紅蘿蔔和牛蒡切絲；四季豆切成小口狀。
❸ 將步驟 ❶ 的食材、生薑、酒倒入平底鍋中，以筷子炒至酒水蒸發。接著放入紅蘿蔔和牛蒡，炒至鯖魚肉變成魚鬆狀。
❹ 醬油和味噌倒入步驟 ❸ 的食材中調味，再加入四季豆和芝麻熱炒 1 分鐘，拌炒均勻即完成。

第一階段的推薦食材「大豆素肉」

青椒大豆肉絲

由於第一階段不能吃肉，因此我推薦大豆素肉。既可以獲得食用肉類的飽足感，又能攝取足夠的大豆營養。

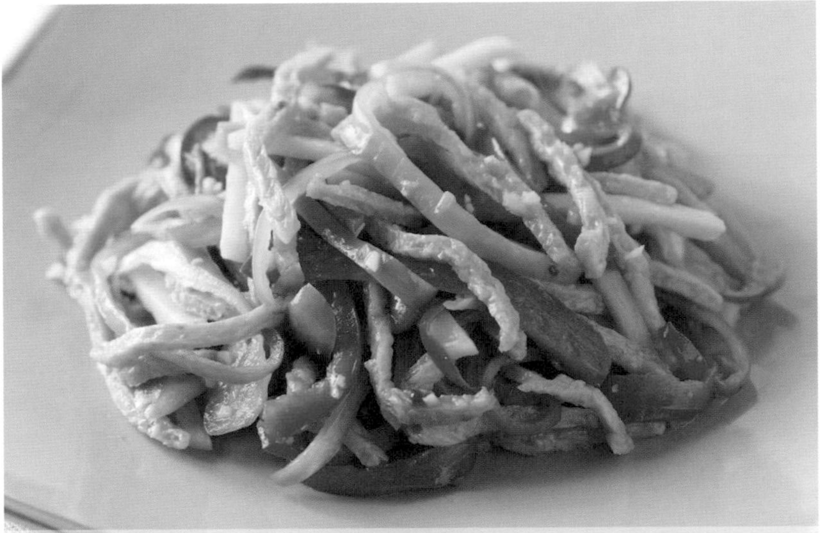

Point 大豆素肉有各種形式，這道料理我們是用肉片狀的，要用肉絲也沒問題。大豆素肉可以做成各種料理，請務必妥善利用。

材料（2 人份）

肉片狀大豆素肉…100g（泡水）

A 醬油、酒、沙拉油、太白粉…各 2 小匙

青椒…2 顆

紅色甜椒…1 / 2 顆

竹筍…50g（水煮）

麻油…1 大匙

B 生薑絲、大蒜末…各 1 片的分量

C
- 酒…1 大匙
- 蠔油…1 / 2 大匙
- 醬油…1 小匙
- 鹽…1 / 8 小匙

作法

❶ 大豆素肉泡在溫水中，直至肉質變軟。瀝乾水分後切成 0.5 公分寬的肉絲，放入 Ⓐ 醬汁中搓揉入味。青椒、甜椒、竹筍也一樣切絲。

❷ 將一半麻油倒入平底鍋中加熱，快炒青椒、甜椒、竹筍，炒好後取出備用。

❸ 將剩下一半的麻油倒入平底鍋，熱炒 Ⓑ 食材，接著放入步驟 ❶ 的大豆素肉快炒，再放入步驟 ❷ 的蔬菜，最後加入 Ⓒ 醬汁充分攪拌均勻，即完成。

Health Tree
健康樹 健康樹系列 093

日本精神科名醫一個月，從癌症生還

心靈多強大，成功抗癌的機率就多大！焦慮控管＋渡部式飲食，身心雙管旗下的成功抗癌日記

〈肺がん生還〉精神科医が自力でがんを消し去った渡部式食事と「不安」消滅トレーニング

作　　者　渡部芳德
譯　　者　葉廷昭
總 編 輯　何玉美
選 書 人　周書宇
責任編輯　周書宇
封面設計　張天薪
內文排版　菩薩蠻數位文化有限公司

出版發行　采實出版集團
行銷企劃　黃文慧・陳詩婷・陳苑如
業務發行　林詩富・張世明・吳淑華・何學文・林坤蓉
會計行政　王雅蕙・李韶婉
法律顧問　第一國際法律事務所　余淑杏律師
電子信箱　acme@acmebook.com.tw
采實文化粉絲團　http://www.facebook.com/acmebook

I S B N　978-986-95018-5-9
定　　價　280 元
初版一刷　2017 年 9 月
劃撥帳號　50148859
劃撥戶名　采實文化事業有限公司
104 台北市中山區建國北路二段 92 號 9 樓
電話：02-2518-5198
傳真：02-2518-2098

國家圖書館出版品預行編目資料

日本精神科名醫一個月，從癌症生還 / 渡部芳德作；葉廷昭譯. -- 初版. -- 臺北市：采實文化, 民106.09
面；　公分. -- (健康樹系列；93)
譯自：〈肺がん生還〉精神科医が自力でがんを消し去った渡部式食事と「不安」消滅トレーニング
ISBN 978-986-95018-5-9(平裝)
1.肺癌 2.食療 3.健康飲食

415.4682　　106011574

采實出版集團
ACME PUBLISHING GROUP

廣	告	回	信
台北郵局登記證			
台北廣字第03720號			
免	貼	郵	票

采實文化 ACME PUBLISHING 采實文化事業股份有限公司

10479台北市中山區建國北路二段92號9樓

采實文化讀者服務部　收

讀者服務專線：(02) 2518-5198

日本精神科名醫

一個月，從癌症生還

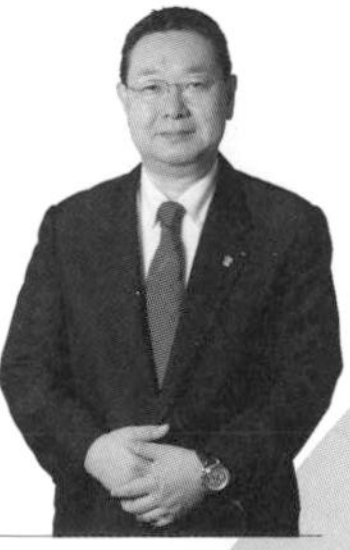

〈肺がん生還〉精神科医が自力でがんを消し去った渡部式食事と「不安」消滅トレーニング

渡部芳德——著　**葉廷昭**——譯

Health Tree 健康樹 **系列**專用回函

系列：健康樹系列093
書名：日本精神科名醫一個月，從癌症生還

讀者資料（本資料只供出版社內部建檔及寄送必要書訊使用）：

1. 姓名：
2. 性別：□男 □女
3. 出生年月日：民國　　年　　月　　日（年齡：　　歲）
4. 教育程度：□大學以上 □大學 □專科 □高中（職） □國中 □國小以下（含國小）
5. 聯絡地址：
6. 聯絡電話：
7. 電子郵件信箱：
8. 是否願意收到出版物相關資料：□願意 □不願意

購書資訊：

1. 您在哪裡購買本書？□金石堂（含金石堂網路書店） □誠品 □何嘉仁 □博客來 □墊腳石 □其他：＿＿＿＿＿＿＿＿（請寫書店名稱）
2. 購買本書的日期是？＿＿年＿＿月＿＿日
3. 您從哪裡得到這本書的相關訊息？□報紙廣告 □雜誌 □電視 □廣播 □親朋好友告知 □逛書店看到 □別人送的 □網路上看到
4. 什麼原因讓你購買本書？□對主題感興趣 □被書名吸引才買的 □封面吸引人 □內容好，想買回去試看看 □其他：＿＿＿＿＿＿＿＿（請寫原因）
5. 看過書以後，您覺得本書的內容：□很好 □普通 □差強人意 □應再加強 □不夠充實
6. 對這本書的整體包裝設計，您覺得：□都很好 □封面吸引人，但內頁編排有待加強 □封面不夠吸引人，內頁編排很棒 □封面和內頁編排都有待加強 □封面和內頁編排都很差

寫下您對本書及出版社的建議：

1. 您最喜歡本書的哪一個特點？□健康養生 □包裝設計 □內容充實
2. 您最喜歡本書中的哪一個章節？原因是？

＿＿＿＿＿＿＿＿＿＿＿＿＿＿＿＿＿＿＿＿

＿＿＿＿＿＿＿＿＿＿＿＿＿＿＿＿＿＿＿＿

3. 您最想知道哪些關於健康、生活方面的資訊？

＿＿＿＿＿＿＿＿＿＿＿＿＿＿＿＿＿＿＿＿

＿＿＿＿＿＿＿＿＿＿＿＿＿＿＿＿＿＿＿＿

4. 未來您希望我們出版哪一類型的書籍？

＿＿＿＿＿＿＿＿＿＿＿＿＿＿＿＿＿＿＿＿

＿＿＿＿＿＿＿＿＿＿＿＿＿＿＿＿＿＿＿＿